발달장애인과
함께하기

- 건강과 안전 실천가이드 -

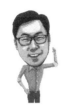

이진승 사회복지사

서울시립대(석사)와 강남대학교(박사)에서 사회복지학을 공부했으며 1991년부터 10년간 장애인 야학에서 봉사했다. 2003년 장애인 단기보호에서 사회복지사로 일을 시작했으며 선진국의 장애인복지현장을 알기 위해 2005년 9개월간 런던의 장애인 그룹홈에서 full time volunteer로 일했다.

이후 다운복지관(팀장), 강남구직업재활센터(국장), 한마음복지관(사무국장)에서 일했으며 2015년부터는 국내 최초 중장년발달장애인 주간보호센터인 우리주간보호센터에서 센터장으로 일하고 있다. 2009년부터 대학에서 사회복지 관련 과목을 강의했으며 2024년 2월까지 명지대 사회복지대학원 겸임교수로 재직하였다.

소통 : leejs@woorida.org

발달장애인과 함께하기
- 건강과 안전 실천가이드 -

발　행 | 2020년 12월 02일
저　자 | 이진승
펴낸이 | 한건희
펴낸곳 | 주식회사 부크크
출판사등록 | 2014.07.15.(제2014-16호)
주　소 | 서울특별시 금천구 가산디지털1로 119 SK트윈타워 A동 305호
전　화 | 1670-8316
이메일 | info@bookk.co.kr

ISBN | 979-11-372-2560-2

www.bookk.co.kr

발달장애인과 함께하기

- 건강과 안전 실천가이드 -

이진승 지음

목 차

prologue

장애인은 인류의 뿌리입니다

평생 장애인공동체 라르슈(L'Arche)에 살다 돌아가신 장 바니에(Jean Vanier)는 그의 책 공동체와 성장(성바오로 출판사)에서 장애인을 인류를 지탱하는 뿌리로 보았습니다. 이 세상은 강자와 유능한 자를 높이 평가하고 누군가를 밟고 올라서야 하는 '약육강식'의 세계입니다. 그 속에서 장애인은 지극히 작고 연약한 존재로 볼 수 있습니다. 마치 땅속에 숨겨져 있어 보이지 않는 뿌리와 같은 소외된 존재로 느껴지지만, 약육강식의 세계에서 장애인은 '사랑'이라는 생명을 전달하며 인류라는 나무를 지탱하는 뿌리와 같은 귀한 존재입니다.

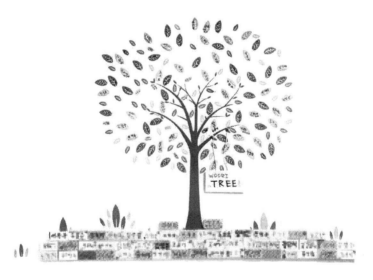

(우리주간보호센터 이용자들과 직원들의 이름을 뿌리에 비유한 모습)
※ 2024년 발행된 책의 내용은 원본에서 일부 수정·보완하였음을 알려드립니다.

발달장애인과 함께하는 종사자는 과연 어떤 능력을 갖추어야 할까요?

장애인 복지시설 종사자는 2023년 보건복지통계연감 기준 43,133명에 이르고 있습니다. 그중 대다수가 발달장애인과 함께하는 종사자들입니다. 선한 마음으로 일하는 것도 중요하지만 이용자를 돌보는데 필요한 전문성을 갖추는 것도 매우 중요하다고 생각합니다. 그러나 전문적인 지식과 기술을 갖추기 위해 가장 기본이 되는 실천 매뉴얼이 부족한 상황입니다.

의사가 매일 환자를 보면서 자신의 이론과 기술을 발전시키듯 발달장애인을 대상으로 서비스를 제공하는 종사자도 매일 자신의 이론과 기술을 발전시켜야 할 것입니다. 우리가 최우선적으로 노력해야 할 분야는 '**건강과 안전**'이라고 생각합니다. 프로그램을 잘하지 못한다면 노력하여 개선하면 됩니다. 그러나 잘못된 대처로 다치는 이용자가 발생하면 되돌릴 수 없는 결과를 낳게 됩니다.

책의 구성과 내용은 영국의 발달장애인과 함께하는 종사자들을 위한 건강과 안전(Health and safety for learning disability workers) 자료들을 참고하여 우리나라 상황에 맞게 수정 보완하였습니다. 또한 지난 8년간의 장애인주간보호센터에서의 경험을 포함한 20년간의 장애인복지 현장의 경험을 반영하였습니다.

이 책은 누구를 위한 책인가?

이 책은 발달장애인과 함께하는 종사자와 실습생 그리고 봉사자를 위한 책입니다. **처음 발달장애인과 함께 하는 분들께서** 이 책을 통해 발달장애인에 대해 깊이 있게 이해하고 자신의 지식과 기술을 체계화하여 더욱 깊이 있는 수준으로 발전할 수 있는 참고 자료로 활용하면 좋겠습니다.

나아가면서 길을 만들어야 합니다.

이 책이 완벽하다고 생각하지 않습니다. 당연히 부족한 부분과 오류가 있을 수 있다고 생각합니다. 이번 책을 초판이라고 생각하고 다음에 좀 더 보완된 개정판을 염두하고 책을 출판하게 되었습니다. 부족한 부분이 많다는 것을 미리 알려드리며 양해를 구하고자 합니다. 더불어 이 책에 관심을 두시는 많은 분의 지적과 조언을 통해 개정하고자 합니다. 어떻게 하면 많은 사람과 공유하고 다양한 의견을 반영할 수 있을까? 에 대한 고민이 있습니다.

장애인복지 현장에 있으면서 현장의 고민을 담은 책이 부족하다는 것을 늘 안타깝게 생각하고 있었습니다. 이제는 누구를 탓할 때가 아니라 현장에 있는 종사자들이 더욱 노력해야 할 때라고 생각합니다. 10년 뒤에도 제대로 된 자료가 부족하다는 이야기가 나와서는 안 될 것입니다. 저를 포함한 장애인복지 현장에서 일하는 우리가 길을 만들어야 합니다.

항상 아낌없는 격려와 응원을 보내주는 사랑하는 아내와 두 딸 혜림, 혜빈, 부모님, 장모님 그리고 존경하는 분당우리교회 이찬수 목사님, 스승이신 이준우 교수님, 장애 사역 동역자 김민수 목사님, 공부할 수 있게 도움을 주신 중부재단 이혜원 이사장님, 제게 선한 영향을 준 문동팔 관장님, 이정주 관장님, 소중한 우리주간보호센터 직원들과 센터를 이용하시는 모든 가족분에게 항상 감사드립니다.

이진승

chapter 1

현장에서 만나는 발달장애인의 '건강과 안전' 중요성

♣ 발달장애인과 함께 하는 종사자에게 가장 중요한 분야를 꼽으라면 저는 주저 없이 "건강과 안전"이라고 말할 것입니다. 아무리 좋은 서비스를 제공할지라도 사고가 나서 이용자가 다치거나 잘못된 개입으로 건강을 잃게 되면 그것보다 큰일이 없기 때문입니다. 그 어떤 가치보다 이용자의 '건강과 안전'은 가장 중요한 분야라고 생각합니다. 이에 발달장애인 가족과 함께 이용자의 돌봄을 책임지는 종사자는 발달장애인의 건강과 안전을 최우선으로 생각하고 이를 실천할 수 있는 능력을 갖추어야 합니다.

먼저 발달장애인의 건강과 안전과 관련하여 현장에서 일어날 수 있는 어려움을 3가지 사례를 통해 살펴보고자 합니다. 아래 사례는 모두 너무 어렵고 쉽지 않은 문제이지만 발달장애인과 함께하는 모두가 힘을 합쳐 협력한다면 최선의 선택과 해결방안을 찾을 수 있을 것입니다.

사례 1. 고령 발달장애인의 건강 관리 문제

철수(가명) 씨 사례는 우리에게 많은 고민을 던져줍니다. 48세의 철수 씨는 공공 임대 아파트에서 살아가고 있습니다. 84세인 노모와 50세인 누나와 함께 사는 철수 씨는 지적장애를 가지고 있으며 다리를 다친 노모는 거동이 불편합니다. 함께 사는 누나도 역시 지적장애를 가지고 있습니다. 초등학교만 졸업한 철수 씨는 제대로 된 교육이나 복지서비스를 받지 못했으며 성인이 된 이후에는 거의 집에서만 지냈습니다. 운 좋게 집 앞에 있는 복지관 사회복지사의 도움으로 장애인 주간보호 센터를 지난 3년 전부터 이용할 수 있게 되었습니다.

어느 여름 주간보호 센터에서 캠프를 가게 되어 담당 사회복지사가 철수 씨의 혈색이 너무 좋지 않아 혈압을 재어보았습니다. 불안한 모습의 철수 씨의 혈압은 200까지 올라갔습니다. 깜짝 놀라 급히 철수 씨 집에 연락하였으나 고령의 어머니는 귀가 어두우셔서 통화가 어려웠습니다. 다행히 누나와 통화하여 철수 씨가 이용하는 병원을 알아냈습니다. 해당 병원에 급히 철수 씨를 데리고 가 진찰을 받아보니 병원에서는 고혈압 환자인 철수 씨가 지난 8개월간 병원에 오지 않았다고 하였습니다. 결국, 고혈압약을 지난 8개월 동안 복용하지 않은 것이었습니다. 매월 병원에서 고혈압약을 처방받아야 하는데 노모가 다친 이후에는 병원에 가지 못했던 것입니다. 그날 이후 주간보호 센터에서는 노모의 동의를 얻어 철수 씨의 병원 진료와 약 복용을 노모 대신 지원하게 되었습니다.

철수 씨는 고혈압 문제뿐만 아니라 옷 입는 것과 씻는 것도 어려움이 있습니다. 한 달 내내 똑같은 옷을 입고 온 적도 있고 신변 처리가 되지 않아 심한 악취가 나는 경우도 많았습니다. 위생을 위해 담당 사회복지사는 철수 씨가 등원하면 매일 샤워를 할 수 있도록 안내하고 센터에서만 입는 옷으로 갈아입도록 하고 있습니다. 지금은 주간보호 센터에서 기본적인 약물 복용과 위생관리를 하고 있으나 만약 노모가 돌아가시거나 건강이 나빠지면 지금 사는 집에서 살아가기 어려울 수도 있을 것 같아 걱정됩니다.

위의 상황은 나이 많은 발달장애인이 있는 주간보호센터라면 어느 곳이나 직면할 수 있는 상황입니다. 종사자는 이러한 상황에서 어떠한 선택을 해야 하나 고민하게 됩니다. 어떤 것이 바른 선택인지 망설여지게 됩니다. 고혈압약 복용 문제를 생각해보면 '병원에 가고 약을 먹는 것은 이용자 가정에서 책임져야 하는 것 아닌가?'라고 생각할 수 있습니다. 반대로 '이용자의 건강과 관련된 중요한 문제이니 센터에서 지원해 주는 것이 맞지 않나?'라고 생각할 수도 있습니다. 가정에서 해야 하는 빨래, 목욕과 같은 일도 판단이 어려울 때가 있습니다. '빨래와 목욕까지 센터에서 해주어야 하나?'라는 생각이 들 수도 있고 '할머니가 빨래와 목욕을 해줄 수 없으니 우리가 해주어야지!'라고도 생각할 수 있습니다. 과연 일상생활과 관련된 부분을 어느 선까지 지원해주어야 하는지? 과연 그게 옳은 것인지 고민하는 상황에 직면할 수 있습니다.

사례 2. 의사소통이 어려운 발달장애인이 처한 안전 문제

영수(가명) 씨 사례는 의사소통이 어려운 발달장애인이 사고를 당했을 때의 어려움에 대해 돌아볼 수 있게 합니다. 47세의 영수 씨는 80세 노모와 50세의 결혼하지 않은 형님과 함께 사는 지적장애와 청각장애를 함께 가진 중복 장애인입니다. 보청기를 끼고 있지만 거의 듣지 못하여 의사소통에 어려움을 가지고 있으나 그래도 인지 수준은 높은 편이어서 간단한 글과 손짓 등으로 의사소통을 하고 있습니다.

어느 날 가정방문 상담에서 영수 씨가 서울의 한 시립병원에 입원했었던 일을 듣게 되었습니다. 몇 년 전 겨울, 자전거를 타고 언덕을 내려오다 무언가에 걸려 자전가가 넘어져 다리를 다치는 큰 사고를 당했다는 것입니다. 119로 실려가 응급실에서 치료를 받은 이후 병원에서는 집으로 계속 연락을 했는데 아무도 전화를 받지 않아 결국 시립 병원으로 강제로 옮겨졌다고 합니다. 그 당시 영수 씨 어머니는 시골 농사일을 하기 위해 장기간 집을 비우셨으며 마침 형님도 지방에서 일하고 있어 연락이 어려웠다고 합니다. 꽤 오랜 기간을 병원에서 혼자 지내다 다행히 형님과 연락이 되어 집으로 돌아올 수 있었다고 합니다. 그 사고 이후 다리 신경 부분에 이상이 생겨 지금도 다리를 끌며 걷게 되었습니다. 이처럼 의사소통이 어려운 발달장애인은 사고를 당했을 때 그 사람에 대해 잘 아는 사람이 없다면 큰 어려움에 처할 수 있습니다.

현재 영수 씨는 장애인주간보호센터를 이용하고 계십니다. 얼마 전 담당 사회복지사에게 자신의 발가락이 아프다며 양말을 벗어 엄지발가락을 보여주었습니다. 자세히 살펴보니 엄지발톱이 살을 파고들어 심한 염증이 생겨있었습니다. 누가 보더라도 바로 병원에 가서 치료를 받아야 하는 상황이어서 담당 사회복지사는 가족인 형님에게 영수 씨를 데리고 병원에 가야 한다고 연락했습니다. 그러나 형님은 오늘은 늦게까지 일을 하셔서 병원에 갈 수 없다고 했습니다. 급한 마음에 담당 사회복지사는 형님의 동의를 얻어 영수 씨가 사는 집 근처 가정의학과에 영수 씨를 직접 데리고 가 치료를 받을 수 있도록 했습니다.

이처럼 영수 씨가 당한 자전거 사고와 병원 진료 사례를 통해 우리가 알 수 있는 것은 의사소통에 어려움이 있는 발달장애인은 아무리 아파도 혼자서 병원에 가거나 정확하게 의사를 표현할 수 없어서 누군가의 지원이 필요하다는 것입니다. 현장에서는 외부에서 사고를 당했거나 병원 진료 시 어떻게 하면 보다 잘 도울 수 있을까에 대한 방법을 고민하고 실제적인 대안을 마련해야 할 것입니다.

영수 씨의 사례에서 생각할 수 있는 또 다른 부분은 고령 발달장애인의 건강과 관련된 어려움은 시설에서 먼저 알고 가족에게 알려주는 상황이 될 수도 있다는 것입니다. 영수 씨 가족의 상황을 살펴보면 영수 씨의 어머님은 이미 80세가 넘은 노인이기에 더는 보호자의 역할을 하기 어렵고 형님도 늦게까지 일을 해야 하기 때문에 평상시 동생의 건강을 챙기는 것은 쉽지 않은 일입니다. 당뇨와 같은 지병이 있는 영수 씨의 건강이 점점 안 좋아지는 상황에서 주간보호센터의 담당 사회복지사도 어떻게 해야 할지에 대한 걱정이 커지고 있습니다.

사례 3. 종사자의 부적절한 대처에 의한 사고

기송(가명) 씨 사고는 이용자에 대한 정확한 정보 파악의 중요성과 종사자의 부주의한 대처에 대해 돌아볼 수 있습니다. 45세 기송 씨는 비만에 말도 조금 어눌하여 정확한 의사소통이 어려운 발달장애인입니다. 평소 뇌전증 약을 먹고 있어 흥분하면 위험하기 때문에 주간보호센터에서는 항상 조심하며 돌보는 이용자분이십니다.

어느 날 기송 씨가 하원 한 이후 갑자기 집에서 전화가 왔습니다. 기송 씨 입술에 피 흔적이 있다는 것이었습니다. 전화를 받은 직원은 오후에 요리 시간이 있었는데 계란 프라이를 케첩과 함께 먹었는데 혹시 케첩이 묻은 것 아니냐고 대답했습니다. 그러자 가족은 곧바로 기송 씨의 다친 얼굴 사진을 보내왔습니다. 입술 안쪽이 터져 있는 사진은 누가 보더라도 사고로 다친 모습이었습니다. 벌써 엎질러진 물과 같은 상태였습니다. 이에 바로 센터에서는 시설장과 담당 직원이 사과드리기 위해 집으로 찾아가겠다고 말씀드렸지만 이용자 가족은 기송 씨 남동생을 포함하여 온 가족이 함께 저녁에 센터로 오겠다고 하였습니다.

센터에 도착한 기송 씨 가족은 '어떻게 다치게 된 것인지'를 알고 싶어 했습니다. 가족과 함께 이야기하는 과정에서 기송 씨가 다리 힘이 없어 집에서도 가족이 소변을 보는 동안 허리를 잡아주고 있다는 것과 정신과적인 약물을 오랜 시간 복용하면서 소변보는 데 시간도 오래 걸린다는 사실을 알게 되었습니다. 아마도 화장실에서 소변을 보는 과정에서 다리 힘이 없어 미끄러져 다친 것 같았습니다.

이 사고를 계기로 기송 씨는 '일대일 전담으로 돌보기'를 하였으며 화장실도 함께 가도록 했습니다. 무엇보다 화장실 바닥에 물을 쓰는 경우가 많으므로 미끄럼 방지 매트를 깔아 낙상을 예방하였습니다.

이와 같이 발달장애인이 가진 특성으로 인해 사고는 언제든지 일어날 수 있습니다. 이에 시설에서는 이용자의 신체적·정신적 어려움에 관련된 특성을 정확하게 파악하는 것이 필요합니다. 이러한 특성을 사전에 파악하여 사고를 막을 방법을 마련해야 하며 사고가 발생했을 때 적절하게 대처할 수 있는 능력을 갖추어야 합니다.

위와 같은 어려움을 생각할 때 이용자의 건강과 안전을 지키기 위해 무엇을 해야 하지?라는 생각일 들 수 있습니다. 하나의 예시로 외부 인력에게 전달해야 하는 **'기본적인 안내 및 주의사항'**에 대해 알아보고자 합니다. 장애인시설에는 외부강사, 자원봉사자, 실습생 등 수많은 외부 인력이 함께 합니다. 이용자와 정기적으로 일정 기간 함께 활동해야 하는 사람에게는 시설 내에서 주의해야 하는 사항을 안내해야 합니다. 이러한 안내는 이용자의 건강과 안전을 지키기 위한 가장 기본이 되기 때문입니다. 따라서 시설에서는 자체적으로 시설 안내 및 주의사항 매뉴얼을 만들어 오리엔테이션 때 교육하는 것이 필요합니다.

매뉴얼에서 제시하면 좋을 기본적인 안내 사항은 다음과 같습니다.

[안내 및 주의 사항 예시]

① 개인 정보

이용자에 대한 사진과 동영상 촬영은 사전에 담당 사회복지사를 통해 이용자와 보호자의 동의를 얻은 이후 가능합니다. 실습 증빙 등의 목적으로 촬영을 해야 한다면 이용자의 얼굴이 나오지 않도록 촬영해주시기 바랍니다. 또한, 센터에서 촬영된 사진이나 동영상을 SNS와 블로그 등에 올리는 것은 법적인 문제가 발생할 수 있기 때문에 피해 주시면 좋겠습니다.

이용자와 개인 정보(전화번호, 카톡 공유) 교환은 신중하게 고려해야 합니다. 선한 의도로 카톡 친구 맺기나 전화번호를 알려주신 경우 수시로 연락이 올 수도 있기 때문입니다. 이용자와의 개인적인 만남은 피해 주시기 바라며 만약 보호자의 부탁이나 허락으로 가능한 경우에는 센터에 알려주시기 바랍니다.

② 용어 사용

센터를 이용하시는 성인 이용자 중에 연령에 맞지 않는 어린아이와 같은 수준의 언행을 하는 분들이 많이 있습니다. 그렇기 때문에 처음 이용자와 함께하는 사람은 친절하게 대한다는 생각에 이용자를 마치 어린아이처럼 대하며 반말을 하는 경우도 있습니다. 그러나 용어 사용은 매우 중요한 부분입니다. 이용자분들에게는 반드시 존칭을 사용해주시기 바랍니다. 홍길동 님(길동 님) 또는 홍길동 씨(길동 씨)라는 존칭을 사용해주시면 좋겠습니다. 또한, 좋은 표현이라고 생각하고 '장애우'로 표현하는 경우가 있으나 장애인복지현장에서는 '장애우'라는 표현은 거의 사용하고 있지 않습니다. 공식적으로 표현해야 할 경우에는 '장애인'이라고 말하는 것이 바람직합니다.

③ 개인위생

센터에 출입하는 모든 분들은 반드시 손을 씻어주시기 바랍니다. 또한 외부 활동에서 돌아왔을 때, 식사 전, 화장실 이용 후 꼭 손을 씻어야 합니다. 수시로 씻는 것이 감염병 예방을 위해 매우 중요하기 때문입니다.

④ 식사 및 주방

이용자의 식사를 도울 때 과도하게 돕지 않도록 주의해야 합니다. 예를 들어 일부 이용자는 스스로 먹는 것이 조금 어려울 수 있습니다. 봉사자가 안쓰러운 마음에 이를 지켜보다 돕고자 먹여 줄 수 있습니다. 그러나 생각해보면 빨리 편하게 먹을 수 있겠지만 이용자 스스로가 원하는 음식을 선택하여 먹을 수 있는 기쁨과 스스로 먹을 수 있는 능력을 빼앗아버리는 결과를 가져올 수 있습니다. 비록 시간이 오래 걸리고 주변은 지저분해지겠지만 이용자가 스스로의 힘으로 혼자 먹을 있도록 돕는 것이 가장 바람직할 것입니다.

외부 인력은 주어진 음식 이외에는 추가로 음식을 제공하지 않는 것이 바람직합니다. 이용자가 더 달라고 요청하면 담당 직원에게 문의하여 확인한 이후 제공해야 합니다. 그 이유는 상당히 많은 이용자가 당뇨, 고혈압, 고지혈, 비만 등의 건강 문제로 식단을 조절 중에 있기 때문이며 또한 특정한 음식에 대한 알레르기가 있는 이용자도 있기 때문입니다.

주방에는 위험한 물건이나 뜨거운 물, 음식 조리를 위해 불을 사용하기 때문에 이용자가 주방이 들어가지 않도록 각별히 조심해야 합니다. 누구라도 주방 출입 전 후에는 문을 잠그는 것을 잊지 말아야 합니다.

⑤ 프로그램 참여와 참관

시설에서는 다양한 프로그램이 운영되고 있습니다. 일부 프로그램은 강사에 의한 프로그램이 아닌 자원봉사자 또는 실습(미술치료 등)에 의한 프로그램인 경우도 있습니다. 각 프로그램의 성격이 모두 다르기 때문에 사전 협의나 안내 없이 임의로 프로그램에 참여(참관) 할 경우 프로그램 진행에 문제가 생길 수도 있습니다. 이에 따라, 프로그램 참여나 참관을 원할 경우에는 사전에 담당 직원에게 요청해주시기 바랍니다.

⑥ 이성 문제

시설 내에서 남녀가 함께 이용하다 보니 자연스럽게 이성의 이용자를 대해야 할 경우가 발생합니다. 이성 이용자와 활동해야 할 경우 스킨십을 되도록 피해 주시기 바랍니다. 또한 노출이 심한 옷은 자제해주어야 합니다. 적은 노출에도 자극을 받아 큰 문제가 발생할 수도 있기 때문입니다. 일부 이용자의 경우 과도한 신체접촉을 하는 경우가 있습니다. 만약 원하지 않는 신체접촉을 하려고 할 경우 즉시 자리를 피하시고 주변에 있는 직원에게 상황을 말씀해주시기 바랍니다. 직원이 즉시 상황을 정리하고 해당 이용자에게 다른 분이 신체접촉을 원치 않으니 하지 말아야 한다는 것을 교육할 것입니다.

만약 원치 않는 사건이 발생할 경우 즉시 센터 직원 또는 센터장에게 알려주시면 즉시 직원 및 센터장이 개입하여 거리두기 조치 등을 즉시 하도록 하겠습니다.

⑦ 시설 안전

시설 안에서는 문을 여닫을 때 이용자의 손 끼임과 부딪침 등을 주의해야 합니다. 문을 열 때 이용자를 먼저 보내고 문을 닫는 등 기본적인 안전 민감성이 있어야 합니다. 이는 발달장애인의 상당수가 위기 상황에 신속하게 반응하기 어렵기 때문입니다. 시설 안에서 주의해야 할 장소에 대해서는 반드시 해당 장소에 가서 정확하게 강조하여야 합니다(담당 직원은 해당 현장에서 안전 위험 요인에 대해 반드시 주의를 주어야 함).

* 이용자의 개별적인 안내 및 주의사항은 별도의 자료로 만들어 안내하는 것이 필요합니다. 개별 이용자와 관련된 자료는 개인 신상에 관한 정보를 담고 있기에 시설 안에서만 열람할 수 있도록 하는 것이 바람직합니다.

위의 3가지 사례에서 알 수 있듯이 발달장애인과 함께하는 종사자는 기본적인 의료지식과 의사소통능력 그리고 안전사고를 막기 위한 지식과 기술이 필요합니다. 종사자라면 누구나 발달장애인의 "건강과 안전"에 관련된 지식과 기술을 배우고 공부하며 실제 적용할 수 있는 능력을 갖추어야 합니다. 또한, 어떠한 결정이 이용자에게 가장 도움이 되는 바른 결정인지 깊이 고민해야 합니다. 현장에서는 항상 선택의 갈림길에 서게 됩니다. 사소한 결정일 수도 있고 심각한 결정일 수도 있습니다. 위기상황에 신속하고 바른 결정을 하지 못한다면 큰 사고로 이어질 수도 있습니다.

안전사고는 언제든지 발생할 수 있기 때문에 갑작스러운 위기 상황에 적절하게 대처할 수 있는 능력을 평상시 갖추어야 합니다. 또한 약 복용과 같은 의료상의 문제와 이용자의 인권 문제는 법적인 처벌을 받을 수 있기 때문에 올바른 절차와 방법을 종사자는 반드시 알고 있어야 하는 중요한 부분입니다.

장애인복지 현장에서의 제 기억을 되돌려 보면 아찔했던 적이 한두 번이 아닙니다. 정말 큰 사고도 여러 번 경험했습니다. 돌아보면 대부분 종사자의 부주의로 발생했던 어처구니없는 사고였습니다. 이런 사고를 막기 위해서는 종사자에 대한 교육과 훈련이 필수적이나 안타까운 것은 예전이나 지금이나 종사자 대부분이 몸으로 겪어내며 배워나갈 수밖에 없는 현실이라는 것입니다. 이러한 안타까운 현실을 탓할 수만은 없다고 생각하며 발달장애인과 종사자 모두가 안전한 환경을 만드는데 힘을 모아야 할 것입니다.

발달장애인과 함께 하는 일은 전혀 위험하지 않아 보이고 심지어 봉사자와 같은 수준의 일로 보는 사람이 더러 있습니다. 그러나 발달장애인과 함께 하는 일은 고도의 전문성을 요구하는 직업입니다. 특히 "건강과 안전"은 그 전문성에서 가장 중요한 영역이라고 생각합니다. 이 책이 "건강과 안전"을 위해 종사자가 무엇을 어떻게 해야 할지 고민하고 적용할 수 있는 좋은 재료가 되기를 소망합니다.

chapter 2

발달장애인에 대해 알아가기

♣ 누군가의 삶을 이해하는 것은 참 어려운 일입니다. 부모와 자식 간에도 이해하기 어려운데 가족이 아닌 다른 사람을 이해한다는 것은 거의 불가능에 가까운 일이라고 생각합니다. 특히 의사소통이 어려운 발달장애인의 삶을 이해하기는 더욱더 어려울 수 있습니다. 그러나 발달장애인 함께 하는 종사자라면 발달장애를 가진 사람을 이해하기 위해 노력해야 합니다. 왜 그렇게 행동하는지? 왜 그렇게 말하는지? 알기 위해 애써야 합니다. 중요한 것은 사랑하면 이해하지 못할 것도 없다는 것입니다.

발달장애인이란

발달장애인 권리보장 및 지원에 관한 법에서는 '**발달장애인은 지적장애인, 자폐성 장애인 및 그밖에 통상적인 발달이 나타나지 아니하거나 크게 지연되어 일상생활이나 사회생활에 상당한 제약을 받는 사람으로 정의**'하고 있으나 법에서 말하는 발달장애인에 대한 정의는 쉽게 이해하기 어려운 것이 사실입니다.

(제 개인적인 의견으로는) 실습생과 같이 발달장애를 가진 사람을 처음 대하는 경우에는 「지적장애인에 대해서는 "I.Q(지능)가 70 이하로 유아에서 초등학교 정도의 인지 수준을 가진 사람입니다", 자폐성 장애인에 대해서는 "다른 사람과 소통하기 조금 어려운 자기만의 세계를 좋아하는 사람입니다"」라고 쉽게 설명하려고 애쓰고 있습니다.

아이큐에 관해 이야기할 때 꼭 강조하는 것은 이용자의 인지 수준이 어린아이와 같은 것이지 결코 어린아이가 아니라는 점입니다. 몇 해 전 00 기관 설문 조사원이 제가 일하는 주간보호센터에 방문한 일이 있었습니다. 50대로 보이는 조사원이 40대의 우리 이용자를 마치 어린아이 대하듯 하며 반말로 설문조사를 한 일이 생각납니다. 그 당시 이용자 옆에 있던 저는 참다못한 나머지 "우리 이용자분이 마흔 살인데 이렇게 반말로 이야기하시면 안 됩니다"라고 말씀드린 기억이 있습니다. 상식으로 우리는 처음 보는 누구에게나 존댓말을 합니다. 그것이 장애인 이건 비장애인이건 남자이건 여자이건 상관이 없습니다. 발달장애인을 유치원생을 대하듯 하며 반말로 이야기하는 것은 매우 잘못된 행동입니다. 이러한 기본적인 용어 사용과 관련된 교육은 장애인과 함께하는 사람뿐 아니라 국민 모두에게 필요한 기본적인 예절 교육이라고 생각합니다.

이러한 맥락에서 장애의 종류나 장애의 등급으로 발달장애인을 말하기보다는 그 사람이 누구이며 그 사람이 좋아하는 것은 무엇인지? 에 더욱 관심을 기울여야 합니다. 천 명의 발달장애인이 있다면 천 명 모두 다르다는 사실을 잊어서는 안 됩니다. "다운증후군을 가진 사람은 이렇다, 저렇다"라고 말하기보다는 "길동 씨는 무엇을 좋아해요, 무엇을 싫어해요"라고 이름을 부르며, 인격을 가진 귀한 존재로 존중해야 합니다.

발달장애는 주로 생애주기의 초기 단계에 나타나며 임신 중 감염이나 사고, 출산 시의 어려움, 유아기의 트라우마 등이 원인이 될 수도 있으나 발달장애의 구체적인 원인은 아직 밝혀지지 않았습니다. 발달장애를 가진 사람은 선천적인 장애 수준의 한계로 육체적, 정신적 수준 차이에 의해 새로운 기술이나 지식을 습득하는데 차이가 있지만 적절한 교육과 훈련을 통해 느리지만 새로운 기술을 배울 수 있습니다. 발달장애는 고칠 수 있는 질병이 아닙니다. **평생을 뛰어야 하는 마라톤일 수 있습니다.** 마라톤을 혼자서 뛰어야 한다면 그처럼 힘든 일은 없을 것입니다. 그러나 누군가 같이 함께 뛰고 앞에서 이끌어주고 뒤에서 밀어준다면 힘은 들겠지만 그래도 뛰어 볼 만할 것입니다.

2018년 발달장애인 평생 케어 종합대책에는 영유아기부터 중고령기까지의 생애주기에 따른 주요 과제를 제시하고 있습니다. 영유아기에는 치료와 교육, 정보제공과 및 부모교육과 자조 모임을 제시하며 학령기는 주로 교육과 취업훈련을 강조하고 있습니다. 청장년기는 주간활동서비스와 고용 확대를 제시하며 중고령기는 건강관리와 소득보장을 강조하고 있습니다. 생애주기마다 꼭 필요한 교육과 훈련이 있습니다. 예전보다는 좋아졌다고 하지만 여전히 부족한 상황입니다. 개인적으로는 발달장애인의 **중고령기는 서비스가 절벽으로 떨어지는 것과 같다는 생각이 듭니다.** 발달장애인 가정에서 부모가 전적으로 책임지는 상황에서 부모가 노인이 되어 늙고 힘이 빠져 더 이상 자녀를 돌볼 수 없게 되면 아무런 대책이 없는 것이 현실입니다. 누구나 **정든 마을에서 늙어갈 수 있는 권리**가 있습니다. 보호자가 없어지는 순간 모든 것이 무너지는 것이 아닌 안심하고 정든 마을에서 정든 사람들과 늙어갈 수 있는 권리가 있습니다. 이를 지원할 수 있는 인력과 시스템이 절실합니다.

발달장애인을 보는 낮은 인식 수준

얼마 전 센터에서 7명의 이용자와 함께 산책하기 위해 엘리베이터에 탔습니다. 함께 타신 어르신이 저에게 이런 말을 했습니다. **"여기에서 이런 애들을 돌보고 있느냐?"** 이용자들이 함께 있는 상황에서 이런 질문을 받는 저는 당황했습니다. 또 다른 질문이 이어졌습니다. **"애들이 여기서 사느냐?"** 이분들은 '주간보호센터'를 이용하고 계시고 모두 집에서 생활하고 낮에만 센터를 이용하신다고 대답했습니다. 다행히 엘리베이터 안에서의 시간이 길지 않아 빨리 헤어질 수 있었습니다.

엘리베이터 어르신의 질문은 우리 사회가 장애인을 보는 시각을 여실히 보여주고 있습니다. 물론 '장애인을 돌보는 참 훌륭한 일을 하고 있구나!'라는 어르신의 마음은 알고 있겠지만, 귀한 인격체인 장애인이 함께 있는 엘리베이터 공간에서 장애인을 무인격화 하는 그 상황을 어떻게 해석해야 하는지 고민됩니다.

넷플릭스에는 발달장애인이 등장하는 영상물이 여러 개 있습니다. 그 중 별나도 괜찮아(Atypical)는 자폐 청소년을 둘러싼 가족의 이야기를 사실적으로 그려내고 있습니다. 주인공인 샘은 일반 학교를 다니면서 아르바이트를 할 정도로 뛰어난 고기능의 자폐 청소년입니다. 우리나라 사람들이 이 드라마의 샘에 대해 어떻게 묘사하고 있는지 구글 검색으로 살펴보았습니다. 드라마 제목으로 검색하니 수십 개의 글을 쉽게 찾을 수 있었습니다. '자폐증을 앓고 있는 샘', '스펙트럼 자폐증을 가지고 있는 샘', 심지어 '정신병 증상을 갖고 있는 샘'이란 표현도 보았습니다. 그중 가장 적절한 표현은 '자폐 스펙트럼 장애를 가진 샘'이었습니다.

언어는 그 사람의 생각을 표현하는 것입니다. 장애와 관련된 영상을 인터넷에 올린 자체만으로도 그 사람은 장애에 대해 오픈 마인드를 가진 사람이라고 생각합니다. 그런 사람마저 발달장애에 대한 정확한 이해가 부족한 것은 앞으로 발달장애인에 관한 인식개선을 위해 더욱더 노력해야 할 것을 보여주고 있습니다.

오래전 인기 속에 방영되었던 TV 코미디 프로그램 '봉숭아 학당'에는 주인공 맹구(이창훈)가 나옵니다. 선생님의 질문에 무조건 손을 들며 책상 위까지 올라가 대답하는 맹구의 어처구니없는 대답은 모두를 웃게 했습니다. 지금 생각해보니 맹구는 지적장애 학생이었던 것 같습니다. 그러나 '봉숭아 학당'에서의 맹구는 왕따가 아닌 주인공이었으며 장애·비장애가 구분이 없는 사회통합의 좋은 모델을 보여주고 있었습니다.

사회가 너무 정교해지고 전문화되어가기 때문에 예전에 부산스러운 아이는 ADHD(주의력 결핍 과잉행동 증후군)로 규정해서 치료의 대상으로 만들고 동네 덜떨어진 형은 지적장애 1급으로 만들어 보호의 대상으로 만든 것은 아닌지? 하는 생각마저 듭니다. '사양합니다. 동네 바보 형이라는 말(류승연)'의 책에서 우리사회가 발달장애인에게 어떤 시선을 보내왔는지 여과 없이 보여주고 있습니다. 발달장애인을 치료와 돌봄의 대상으로 보기보다는 함께 살아가는 동네 이웃으로 받아들일 수 있는 곳이 많아졌으면 좋겠습니다.

발달장애인의 시선과 목소리에 귀를 기울이기

발달장애를 사전적으로 판단하고 법적인 테두리에서 정의를 내리기보다는 자연스럽게 알아가는 시간이 무엇보다 필요하다고 생각합니다. 이에 우리는 발달장애인과 함께 시간을 보내고 발달장애인 당사자의 목소리에 더욱 귀를 기울일 수 있어야 합니다.

좋은 방법 중 하나로 책을 통해서도 알아갈 수 있을 것입니다. 자폐성 장애 청년이 직접 쓴 '나는 왜 팔짝팔짝 뛸까'라는 책은 자폐성 장애를 가진 히가시다 나오키 군이 청소년기에 본인이 직접 느끼고 겪은 일상을 적은 귀한 책입니다. 자폐성 장애인의 행동특성 중 흔히 볼 수 있는 모습 중 하나가 팔짝팔짝 손뼉을 치며 뛰어오르는 행동입니다. 나오키 군은 책에서 '나는 왜 팔짝팔짝 뛸까'의 이유를 이렇게 설명합니다.
"내가 손뼉을 치며 팔짝팔짝 뛰어오를 때, 도대체 어떤 기분일 거로 생각하나요? 너무 흥분해서 아무것도 모르고 있다고 생각하겠지요. 내가 뛰고 있을 때는 기분이 하늘을 향해 있습니다. 하늘로 빨리 들어가 버리고 싶다는 생각이 나를 뒤흔듭니다. 뛰고 있는 발, 마주칠 때의 손등 내 신체의 부분 부분을 잘 알 수 있기 때문에 기분이 좋아서 뛰는 것도 하나의 이유이지만, 요즘에 또 다른 원인을 알게 되었습니다. 그것은 몸이 슬픈 일과 기쁜 일에 반응한다는 것입니다. 어떤 일이 발생한 순간, 나는 벼락을 맞은 사람처럼 몸이 굳어집니다. 몸이 굳어진다는 것은 뻣뻣하게 된다는 것이 아닙니다. 내 생각대로 몸을 움직일 수 없게 된다는 것입니다. 묶은 밧줄을 흔들어 풀듯이 팔짝팔짝 뛰어오릅니다. 뛰면 몸이 가벼워집니다. 하늘을 향해 몸을 흔들흔들 움직이면 그대로 새가 되어 어디론가 멀리 날아가고 싶은 기분이 되기 때문이라고 생각합니다. 자기 자신에게 얽매이고 타인에게 얽매여, 우리는 조롱(새장)

안의 새처럼 짹짹 울고 날개를 푸드덕거리며 뛰어오를 수밖에 없습니다. 저기 먼 푸른 하늘에서 나는 마음껏 날개를 펼치고 싶습니다".[1]

나오키 군의 이야기를 통해 친구들이 자리에서 뛰어오르며 손뼉을 칠 수밖에 없는 이유를 어렴풋이나마 알 수 있을 것 같습니다. 너무 기분이 좋아 멈출 수 없는 그 기분을 100% 공감하며 알 수는 없으나 틀린 것이 아닌 조금 다른 것으로 이해할 수 있는 마음이 커지면 좋겠습니다.

발달장애인에 대해 말해달라고 누군가 제게 묻는다면 잘 모른다고 답할 것입니다. 물론 사전적이고 법적인 대답은 할 수는 있을 것입니다. 그러나 발달장애인을 안다고 말하거나 이해한다고 말하는 것은 마치 인간을 안다고 말하거나 인간을 이해한다는 말과 같다고 생각합니다. 이는 안나 카레니나에서 "농민"을 이해하고 안다는 말고 같다고 생각합니다.

이 장의 주제인 "발달장애인에 대해 알아가기"에서는 발달장애인에 대한 간단한 설명과 비장애인의 낮은 인식 수준 그리고 발달장애인의 시선에 목소리에 귀를 기울여야 함을 이야기했습니다. 그러나 무엇보다 중요한 것은 종사자는 함께하는 이용자 한 사람, **한 사람을 알아가는데 애씀의 시간이 필요하다는 것입니다.** 진정으로 사랑과 애정을 가지고 함께하는 시간의 두께가 필요합니다. 그렇게 애쓰다 보면 언젠가는 우리와 함께하는 발달장애를 가진 그 한 사람에 대해 조금은 알 수도 있을지도 모르겠습니다.

chapter 3

발달장애 현대사

♣ 우리의 과거를 아는 것이 우리의 현재를 아는 것이고 우리의 미래를 아는 방법이라 생각합니다. 발달장애 역사를 돌아보며 앞으로 무엇을 어떻게 해야 하는지? 생각해보는 시간을 가졌으면 좋겠습니다. 1988년 서울장애인올림픽을 준비하면서 지역사회 장애인복지시설들이 시작된 장애인복지 환경은 '수용과 보호'에서 '이용' 개념으로 변화하였습니다. 그러나 지금도 여전히 과거의 대규모 수용시설이 존재하고 있는 상황에서 여전히 갈 길은 멀다고 생각합니다.

우리나라에서 가장 큰 시설인 꽃동네는 수천 명이 수용되어 있다고 합니다(약 3천 명 추정). 또한 법적으로는 여전히 한방에서 8명이 함께 잠을 자는 것이 가능한 상황입니다. 수천 명이 수용되어 있고 한방에 8명이 함께 잠을 자는 상황에서 과연 장애인 인권을 이야기하는 것이 맞는가?라는 의문이 듭니다. 근본적인 환경개선이 먼저 이루어진 이후에 인권을 이야기하는 것이 맞을 것입니다.

저의 경험과 기억을 되돌아보면 1980~90년대의 장애인 거주 시설은 너무도 열악한 환경이었습니다. 몇 평도 안 되는 작은 방에 8명의 발달장애인이 함께 먹고, 자고, 입고 모든 생활하는 곳이었으며 종사자 한 명이 그 작은 방에 배치되어 24시간 365일 함께 지내야 하는 곳이었습니다. 심지어 두 개의 방 사이에 화장실이 하나밖에 없어 누군가 큰일을 보고 있어도 바로 옆에서는 아무렇지도 않게 양치질을 하는 곳이었습니다. 장애인과 종사자 모두에게 인권은 먼 나라 이야기였습니다. 청계천과 상계동으로 대표되는 판자촌에 대한 강제철거가 자행되는 시대에 장애인은 그저 시혜와 동정의 대상이었습니다. **그 당시 장애인 시설은 장애인을 먹이고, 재우고, 입히는 것에만 충실한 시대**였습니다.

2011년 모 정치인이 서울의 한 장애인 시설에서 중증장애 아동을 발가벗겨 목욕시키는 장면을 카메라 앞에서 연출해 모두의 공분을 샀습니다. 이런 말도 안 되는 일이 처음 있는 일이 아니라는 것입니다[2] 7년 전인 2004년 모 정치인이 목욕 봉사 사진을 신문과 방송에 알몸 모습을 여과 없이 보도하여 호된 비판을 받았는데 똑같은 잘못을 반복한 것입니다. 그게 우연인 건지 실수인 건지 알 수는 없지만 **어떻게 그런 일이 발생할 수 있을까?** 생각해보면 그 정치인과 그 사람을 둘러싼 사람 그리고 그 시설의 관계자 모두 잘못했다고 생각합니다. 그중 어느 한 사람만이라도 발달장애인 당사자를 생각했더라면 그런 말도 안 되는 상황은 일어나지 않았을 것입니다. 기자들 앞에서 알몸 목욕을 시킨다는 것은 상상할 수도 없는 일입니다. 종사자는 장애를 가진 사람을 그 존재만으로도 존중하는 마음을 가지고 있어야 합니다. 존중하는 마음을 느슨하게 하는 순간 함께하는 장애인을 자원봉사자를 위해, 후원자를 위해 관공서를 위해 동원하거나 이용하는 큰 잘못을 저지를 수 있습니다.

다음의 표를 통해 발달장애와 관련된 주요 법령과 제도와 관련된 연혁에 대해 살펴보고자 합니다.

〈발달장애와 관련된 주요 법령과 제도 연혁〉

1981.06.05	심신장애자복지법 제정
1988.11.01	장애인등록사업 전국 확대실시
1989.12.30	심신장애자복지법 전문개정, 장애인복지법으로 변경
1993.01.01	장애인종합복지관 분관설치 및 운영(9개소)
1996.01.01	장애인주간 및 단기보호시설 설치운영
1997.01.01	장애인공동생활가정 설치운영
1999.02.08	장애인복지법 전면개정(2001.1.1.부로 시행)
2008.04.11	장애인차별금지 및 권리구제 등에 관한 법률시행
2015.11.21	발달장애인 권리보장 및 지원에 관한 법률 시행

발달장애인과 관련된 법률과 제도는 앞으로 더욱 개선될 필요가 있습니다. 앞으로 법률과 제도에 혁신을 가져올 수 있는 전문성을 가진 종사자와 당사자 및 가족이 법과 제도개선에 적극적으로 참여할 수 있는 통로가 있었으면 좋겠습니다.

1981년 심신장애자 복지법이 제정되면서 장애인시설은 장애 유형에 따라 분류되었습니다. 발달장애인은 '정신박약자 재활 시설'이라는 부정적인 명칭의 시설에서 생활하였습니다. 심신장애자복지법은 우리나라 최초의 장애인복지에 관한 종합적인 법률이라는 점에서 의미가 있습니다. 그러나 법조문 중 "하게 할 수 있다", "하게 노력하여야 한다"라는 권고 조항이 많아 법으로서 갖추어야 하는 구속력이 부족한 한계를 가지고 있었습니다. 이후, 1988년 장애인 등록 제도를 만들어 장애인을 등록하기 시작하였습니다. 장애인을 위한 국가정책과 서비스가 전무한 상태에서 장애인을 대상으로 하는 복지서비스를 제공하려고 보니 장애인이 누구인지 구분하기 위한 절차와 제도가 필요했습니다.

2000년대만 하더라도 장애 종류와 등급에 대한 부여가 전적으로 의사의 진단에 달려있었습니다. 그 당시 사회복지사인 저에게 장애 부모님들이 "장애진단을 다시 받아야 하는데 어떻게 해야 하나요?" 물어오면 어느 병원 어느 의사를 만나보라고 추천해주었습니다. 그러면 얼마 뒤 그 부모님은 제 손을 꼭 잡으며 정말 고맙다고 이야기했습니다. "제 아들이 선생님 덕분에 1급 받았어요". 라며 기뻐했습니다. 그도 그럴 것이 모든 혜택이 장애 1급과 2급에 몰려있으니 부모들은 어떻게 하든 심한 중증 등급을 받기 위해 애를 쓰고 있었습니다. 그러나 지금은 국민연금에서 그 일을 하고 있기 때문에 그 전과 같은 일은 없는 것 같습니다.

장애인 등록의 경우 국민연금공단에서 주관하는데 2019년 7월부터 장애등급제가 폐지되고 '장애의 정도가 심한 장애인(종전 1~3급)'과 '장애의 정도가 심하지 않은 장애인(4~6급)'으로 단순화되었습니다. 이는 장애 당사자 단체인 '전국장애인차별철폐연대'의 박경석 대표를 포함한 수많은 장애당사자들의 광화문 10년 농성의 결과입니다. 장애인활동보조제도와 각종 장애인 정책을 만들어낸 이분들의 노력과 헌신을 종사자라면 누구라도 기억하고 감사해야 한다고 생각합니다.

장애등급 폐지와 관련한 쟁점 사안이었던 활동지원 급여, 장애인 보조기기 교부, 장애인 거주시설 이용, 응급안전서비스를 신청하는 경우 서비스 필요도를 종합적으로 평가하는 '종합조사'를 통해 수급 자격과 급여량이 결정됩니다. '장애인 등급제 폐지는 장애인 정책의 패러다임을 공급자 중심에서 수요자인 장애인 중심으로 변화시키는 중요한 전환점이 될 것이다',[3] 라고 정부에서는 이야기하고 있으나 지금은 전환기이기 때문에 무어라 이야기하기 어려운 상황입니다.

1981년 UN에서는 '세계 장애인의 해'를 선포하고 1983년부터 1992년까지를 UN 장애인 10년으로 정하였습니다. 특히 1988년 서울장애인올림픽은 장애인 문제에 대한 관심을 높이는 데 큰 영향을 주었습니다. 이러한 변화 가운데 1989년 심신장애자 복지법이 장애인복지법으로 변경되었습니다. 장애인의 사회통합을 기본이념으로 명시하며 장애범주에 기존 5개 범주(지체부자유, 시각장애, 청각장애, 음성·언어장애, 정신박약)에서 용어가 변경(지체장애, 시각장애, 청각장애, 언어장애, 정신지체)되었습니다.

발달장애인과 관련한 용어를 살펴보면 1960~70년대만 하더라도 바보, 등신, 칠뜨기, 팔푼이, 얼간이, 저능아 등 부정적인 용어가 사용되었습니다. 지적장애와 관련한 용어는 정신박약(Mental deficiency)이라는 용어가 1980년까지 공식적으로 사용되었습니다. 심신장애자복지법이 장애인복지법(1989)으로 변경됨에 따라 정신지체(Mental Retardation)로 용어가 변경되었으며 장애인복지법 시행규칙이 개정(2007)됨에 따라 지금의 지적장애(Intellectual disability)로 불리게 되었습니다.

자폐성장애인은 1990년대까지는 장애범주에 포함되지 않았으나 1999년 2월 8일 장애인복지법이 전면 개정됨에 따라 자폐성장애가 별도로 구분되었습니다. 2007년 장애인복지법 시행령이 전면 개정되기 이전에는 '발달장애'로 분류되었으며 시행령 개정 후 자폐성장애로 사용되었습니다. 장애인 복지를 오래 한 사람들은 '발달장애' 라는 말을 들으면 무의식 속에 '자폐성장애'를 생각하는 것은 이전에 자폐성장애인을 '발달장애'로 분류했기 때문일 것입니다.

장애인시설과 관련하여 살펴보면, 1990년대에 들어서면서부터 지역사회 안에 발달장애인을 위한 시설들이 설치되어 운영되기 시작합니다. 그 이전에는 거주 시설 위주의 수용과 배제의 시대였다면 1990년대부터 다양한 시설들이 생겨나면서 사회통합의 이념이 서서히 시작되었다고 볼 수 있습니다.

장애인복지법에 근거한 장애인시설은 재활시설, 요양시설, 유료시설, 이용시설, 직업재활시설, 점자도서관으로 구분되었습니다. 1990년대는 장애 문제가 사회적인 문제로 인식되기 시작한 시기이며 '제한적인 경제적 지원의 시기'라고 이야기합니다. 영구임대주택에 대한 장애인 가산점이 확대(1993년)되었으며 국민주택 특별공급 대상에 장애인이 포함(1995년)되었습니다. 1998년 이후에는 '제한적인 사회적 지원의 시기'라고 이야기합니다. 장애인의 완전한 사회참여가 사회통합이라는 구호로 표현되기 시작하였습니다. 대규모 거주시설을 소규모 시설로 변화시켜야 한다는 목소리가 커지기 시작했습니다.[4]

발달장애인과 관련된 우리나라의 대표적인 지역사회시설로는 장애인복지관, 장애인주간보호시설, 장애인직업재활시설, 장애인거주시설이 있습니다. 지금의 4차 혁명과 코로나19의 대격변의 시대에 장애인시설도 빠르게 적응하지 못한다면 생존 자체가 어려울 수도 있습니다. 그 해답을 과거를 살펴보는 것부터 시작하는 것도 한 방법이 되기 때문에 중요한 장애인시설들의 역사에 대해 이야기하고자 합니다.

장애인복지관

1982년 서울장애인종합복지관이 설립되면서 장애인 이용시설이라는 개념이 등장하였으며 1990년대 각 지방자치단체에서 장애인복지관 설립이 활발하게 추진되었습니다. 장애인복지시설 일람표(보건복지부, 2022년 12월 기준)에 따르면, 전국에 263개 7천 8백여명의 종사자가 일하고 있습니다. 장애인복지관은 1990년 장애인고용촉진공단(현 장애인고용공단)이 설립되면서 직업재활사업의 주도권을 넘기고 1999년 장애진단 기능은 의료기관으로 이전되었으며 2005년 관리감독 기능이 중앙에서 지방으로 이양되었습니다. 사례관리 기능도 역시 관 주도의 긴급돌봄 서비스가 강화되어 개인정보에 대한 자료와 자원이 부족한 장애인복지관은 그 역할을 제대로 수행하기 어려운 상황에 처해 있습니다.

'장애인복지관은 어떠한 혁신이 필요한가?'에 대한 질문에 장애인당사자와 장애 관련 단체의 답변은 "장애인복지관은 수명이 다한 모델이다."라는 심각한 이야기를 하고 있습니다.[5]

많은 종합사회복지관에서 이미 장애인복지관에서 수행하던 발달장애인을 대상으로 하는 많은 서비스를 운영하고 있으며 장애인주간활동서비스가 신규로 시작되어 앞으로 더욱 확대될 예정입니다. 또한 각종 치료바우처 서비스가 민간 센터에서 치열하게 영역을 확장하고 있으며 최근 장애인가족지원센터가 지자체별로 신설되면서 발달장애인을 대상으로 하는 서비스 시장은 더욱 경쟁이 심화될 것입니다. 특수학교에서는 장애학생을 위한 다양한 방과 후 교실을 운영하고 있으며 심지어 전공과를 만들어 졸업 이후도 2년이나 학교에 다닐 수 있게 만들었습니다.

장애인복지관은 종합사회복지관과 동주민센터, 민간 바우처 서비스기관, 독립된 주간보호센터와 학교 등에서 발달장애인에게 제공하는 서비스와 비교해서 특별한 장점이 없다면 앞으로 발달장애인과 그 가족이 서비스를 외면할 수 있을 것입니다. 지금은 철저한 자기반성과 개혁이 필요 한 위기이자 기회의 시기라고 생각합니다. 장애인복지관에 이용하는 실제 이용 인원은 얼마나 되고 어떠한 서비스를 제공하고 있는지 살펴볼 필요가 있습니다. 장애인복지관이 위치한 지역의 장애인을 위해 무엇을 어떻게 할 것인가? 에 대한 심각한 고민을 통해 제대로된 실천 전략을 마련해야 할 것입니다.

그러나, 일부 장애인복지관은 정말 놀라운 리더십에 의한 놀라운 사업을 운영하였습니다. 발달장애인과 그 가족이 원하는 것이라면 무엇이든지 제공하는 맞춤형 서비스와 활동보조 서비스와 주간활동 서비스를 활발하게 운영하고 있으며 주민참여 예산을 통해 주민들에게 일자리를 제공하는 등 정말 모두에게 도움을 되는 대단한 사업을 운영하고 있습니다. 아마 이러한 곳들이 혁신을 선도하는 장애인복지관의 모델이라고 말할 수 있을 것입니다(2022년까지의 서대문장애인복지관 사례).

장애인주간보호시설

장애인주간보호시설은 1993년 광주광역시 엠마우스 복지관에서 프로그램 형태로 처음 시작되었으며 서울에서는 1994년 남부장애인복지관에서 처음으로 운영하기 시작하였습니다. 1996년부터 공식적으로 설치되기 시작되었습니다.

한국장애인주간보호시설협회 정책토론회(2021.07.28.) 자료에 따르면 2021년 현재 797개 3,180명의 종사자가 일하고 있으며 13,090명(사회재활교사 1인에 6.12명 돌봄)의 장애인이 이용 중입니다. 점점 늘어나는 발달장애인 인구를 고려할 때 주간보호시설은 양적인 확대가 불가피합니다. 성인발달장애인의 낮 시간을 책임지고 있는 주간보호호시설은 매년 6%(20~30개소) 수준으로 늘어나고 있습니다(2022년 12월 840개, 장애인복지시설 일람표). 그러나 여전히 발생하는 종사자에 의한 이용자 학대 및 사망 사고 등을 볼 때 양적인 확대뿐 아니라 질적인 향상을 위해 더욱 체계적인 교육과 훈련시스템 마련이 절실한 상황입니다.

주간보호센터는 장애인에게 의미 있는 하루를 보내고 보호자의 돌봄 부담을 조금이라도 덜어드려 가족이 일하거나 휴식을 취하도록 지원하는 중요한 역할을 합니다. 최근 선진국에서는 돌봄과 보호의 기능을 뛰어넘어 다른 사람과 만날 수 있는 **친목과 교류의 중요한 공간**으로 주간보호센터의 역할을 강조하고 있습니다. '**의미 있고 즐거운 하루**'를 어떻게 만들 것인가의 문제를 놓고 주간보호시설들은 더욱 치열하게 고민하고 노력해야 할 것입니다. 또한 장애인주간보호시설은 돌봄과 보호를 수행하는 곳이라는 존재 의미를 잊어서는 안 될 것입니다. 치료와 교육 및 훈련은 발달장애인 평생교육센터와 직업재활시설에서 수행하고 장애인주간보호시설은 또 하나의 집처럼 편안하고 행복한 공간을 만드는데 더 애써야 할 것입니다.

장애인직업재활시설

1981년 심신장애자 복지법과 1986년 자립작업장 설치·운영계획에 의하여 22개의 보호작업장이 설치되면서 본격화되었습니다. 1999년 장애인복지법 개정 시 보호작업장과 근로작업장의 2개 유형에서 5개 유형(장애인근로작업시설, 장애인보호작업시설, 장애인작업활동시설, 장애인직업훈련시설, 장애인근로사업장)으로 되었습니다. 2007년에는 다시 장애인보호작업장과 근로사업장으로 분류되었으며 2015년 12월 31일 장애인복지법 시행규칙 일부개정으로 장애인직업적응훈련시설이 추가되었습니다. 2022년 현재 792개 5,759명(정원)의 종사자가 일하고 있으며 20,819명의 장애인이 근로(훈련) 중입니다.

많은 부모와 종사자들은 예전에 존재했던 장애인작업활동시설이 정말 필요한 시설이었다고 이야기합니다. 왜냐하면 기능이 좋은 발달장애인은 어느 곳에서나 환영받으며 일할 수 있지만 주간보호시설에 가기에는 약간 애매하고 그렇다고 작업장에서 일하기는 어려운 발달장애인은 갈 곳이 없기 때문입니다. 장애인작업활동시설에서 위와 같이 조금 애매한 발달장애인에게 낮시간 작업활동을 통해 의미 있는 낮 시간을 보낼 수 있었습니다. 급여는 적지만 일할 기회를 가질 수 있었던 작업활동시설이 2007년에 사라진 것에 대해 많은 사람이 안타까워했습니다.

고기능의 발달장애인은 보호작업장과 근로사업장에서 일할 수 있었으나 기능이 다소 부족한 발달장애인은 주간보호시설이나 다른 시설로 내몰릴 수밖에 없는 현실에서 2016년부터 시작된 장애인 직업적응훈련시설은 예전 장애인작업활동시설의 긍정적인 역할을 다시 해줄 수 있을 것이라 기대하고 있습니다. 그러나 직업적응훈련시설은 인력과 예산에 대한 지원 수준이 기존 장애인직업재활시설과 큰 차이가 있어서 앞으로 개선해야 할 부분이 많은 것이 현실입니다.

장애인 거주시설

1960년대 전쟁고아를 위한 아동 생활시설이 1970년대와 80년대를 거치면서 많은 수가 장애인 거주시설로 전환되었습니다. 이는 '시설 아동의 급격한 감소', '설립자의 강한 의지', '종교적 동기', '정부의 장애인시설 전환 권고', '외원 단체의 지원 중단', '국제재활협회와 UN의 활동' 등이 복합적으로 영향을 주었기 때문입니다.[6]

2022년 현재 1,532개 32,658명(정원)이 이용 중이며 종사자는 1만 8천여명에 이르고 있습니다. 소규모화 정책 추진으로 단기보호와 그룹홈을 제외한 장애인 거주시설 현황으로 총 618개의 시설 중 30인 이하 규모가 313개소(50.6%), 31~99인 이하 규모 272개소(44%), 100인 이상 규모 33개소(5.3%)로 평균 1개소당 42.2명으로 여전히 대규모 거주시설 중심으로 운영되고 있음을 알 수 있습니다.[7] 참고로 2015년 노숙인 시설 수용자 9,456명 중 지적장애인이 1,503명(15.9%)에 이르고 있으며 정신요양시설 입소자 10,477명 중 지적장애인 562명(5.4)인 것으로 조사되었습니다. 또한, 개인이 운영하는 장애인 거주시설에 수천 명이 수용된 상황입니다.

이를 바탕으로 하여 살펴보면 장애인 거주시설은 여전히 열악한 환경입니다. 새롭게 지어지는 시설과 리모델링된 시설은 그래도 양호하나 대규모 시설이 존재하는 현실에서 인권의 문제를 논하는 것 자체가 어려운 상황입니다. 시설환경에 대한 근본적인 변화 없이는 인권을 이야기하는 것 자체는 어려울 것입니다.

인간에게 개인적인 공간은 가장 기본적인 권리의 공간이며 쉼을 줄 수 있는 공간입니다. 이는 발달장애인도 예외는 아닙니다. 비록 시설이지만 자신만의 공간이 필요합니다. 선진국의 어느 시설에 가도 1인 1실을 강조하고 있으며 개인적인 프라이버시를 보장하고 있습니다. 또한, 수백 명이 함께 수용된 시설은 찾아보기 어렵습니다. 대부분 소규모 가정과 같은 시설로 변화되었습니다. 그러나 우리나라는 여전히 대규모 시설이 존재하고 그 변화를 요구하는 쪽은 언제나 장애인 당사자와 일부 보호자들의 몫이었습니다. 이제는 종사자들도 어떻게든지 이러한 변화에 힘을 쏟아야 한다고 생각합니다.

그러나 더욱더 안타까운 것은 그러한 시설마저 발달장애인은 갈 수 없다는 것입니다. 대규모 시설에서는 정원을 줄이고 있어 입소자의 결원이 생기면 그냥 정원을 줄이고 있는 상황에서 갈 곳도 없는데 서비스의 수준을 이야기하기란 참으로 어려운 것이 현실입니다. 탈시설화를 이야기 할 때 지금까지 신체적 장애를 중심으로 자립과 독립을 이야기했다면 이제는 발달장애인 중심의 돌봄과 의존이라는 현실의 필요성을 외면해서는 안 될 것입니다. 특히 고령 발달장애인이 늘어나는 현실에서 발달장애인 요양 시설과 같은 특화된 시설의 필요성은 더욱 커질 것입니다. 지금부터라도 노인발달장애인을 위한 거주 시스템과 인력을 준비해야 할 것입니다.

chapter 4

발달장애 수준과 인구의 고령화

♣ 발달장애인을 의학적인 기준에 의해 그 경함과 중함을 나누는 것은 옳지 않다고 생각합니다. 환자와 같이 치료의 대상으로 보며 등급을 매기듯이 경한 수준과 중한 수준으로 분류하는 것은 그 사람이 가진 정체성에 낙인을 찍을 수 있기 때문입니다. 그러나 발달장애를 가진 사람을 깊이 있게 이해하기 위해서는 객관적인 시각도 필요합니다. 경도, 중도, 최고도에 대한 수준과 필요한 서비스에 대한 이해가 필요합니다. 인구지표는 서비스의 방향과 내용을 결정할 때 중요한 지표가 됩니다. 발달장애인의 고령화는 장애인복지현장에서 중요하고 시급한 과제입니다. 노인발달장애인을 지역사회 안에서 어떻게 함께 할 것인가? 의 문제는 어느 한 개인과 조직의 노력을 뛰어넘어 국가와 제도적인 뒷받침 없이는 불가능한 영역이라고 생각합니다.

발달장애의 정도(수준)는 의료적 모델(medical model)에 근거하여 경도, 중등도, 고도, 최고도로 분류할 수 있습니다. 장애의 정도를 구분하는 것은 마치 등급을 매기는 것과 같아 옳지 않을 수 있습니다. 그러나 예를 들어, 장애의 정도에 따라 적합한 서비스를 생각할 때, 경도 수준의 이용자는 위기 시에만 제한된 지원이 필요하며 중등도 수준의 이용자는 주간보호서비스와 현장출장지원서비스가 적합하고 고도 또는 최고도의 발달장애인은 주간보호와 같은 집단 서비스가 아닌 개별화된 매우 높은 도움이 필요한 서비스가 적합하다는 판단을 고려해야 할 때 참고할 수 있기에 종사자는 기본적인 발달장애의 수준에 대한 이해를 가지는 것이 바람직합니다.

〈발달장애의 정도(severity of learning disability)에 따른 서비스〉

경도 (mild degree, IQ 50~69)	- 대부분 독립적인 생활이 가능하다. - 대부분 가족과 지내며 직업을 가지고 위기(Crisis)에만 제한된 지원을 필요로 한다.

중등도
(moderate degree,
IQ 35~49)
	- 높은 수준의 지원이 필요하다.
	- 일상생활 대부분 지원이 필요하며 자신의 의사를 표현하는데 어려움이 있다.
	- 주로 부모와 함께 생활하며 일상생활 지원을 필요로 하거나 지원이
	  이루어지는 거주지에서 생활한다.
	- 주간보호 서비스, 현장출장지원서비스(Outreach service)와
	  지원되는 생활계획(Supported Living Schemes)을 주로 이용한다.

고도 &
최고도
(severe & profound
IQ 34~0)
	- 매우 높은 수준의 도움이 요구된다. 예를 들어 심한 수준의 간질,
	  감각 손상, 육체적인 장애 등이다.
	- 복합적인 필요를 가지기 쉬우며, 그들의 필요를 위한 의사소통에
	  큰 어려움을 가진다.
	- 의사소통을 시도하거나 좌절감을 표출하려는 시도에서 다른 사람들이
	  도전(Challenge)한다고 생각하는 행동을 할 수 있다.
	- 자해는 고도, 최고도에서 일반적일 수 있다. 더 심한 경우 건강이 좋지
	  않고 삶의 질이 현저히 떨어질 수 있다.
	- '높은 지원이 필요한 사람들(people with high support needs)로
	  묘사될 수 있다.

(출처: Hardy et al, 2006)[8]

이러한 측면에서 이용자의 개별적인 장애의 정도에 맞게 서비스를 제공할 수 있도록 실무자들은 이용자의 장애 정도를 파악할 필요가 있습니다. 현장에서 지적장애인을 지능 지수로 판단하기에는 어려움이 있기 때문에 Geoff Marston의 표를 참고하여 표현 언어, 이해도 등 10개 영역을 적용하면 보다 합리적인 기준으로 발달장애의 정도를 파악할 수 있습니다.

〈발달장애의 정도(severity of learning disability)〉

능력	경도 (mild degree, IQ 50~69)	중등도 (moderate degree, IQ 35~49)	고도 & 최고도 (severe & profound, IQ 34~0)
표현언어	지연되나, 일상생활의 말하기는 잘함	지연되나, 간단한 문구의 언어표현 사용	심각한 지연, 몇 단어 또는 말을 하지 못함
이해도	합리적인 수준	간단한 문구로 제한 / 요청해야 하는 수준	매우 제한된 이해의 수준
비언어적 의사소통	좋음	제한적임	초보적 수준
자기관리	씻고, 먹고, 입기의 독립적 수행 가능 정상적인 자제력	제한적인 성취(누군가의 슈퍼비전이 필요할 수 있다) 대부분 자제 가능	매우 제한(누군가의 슈퍼비전이 항상 필요) 대부분 자제 불가능
독립적인 생활	가능	약간의 슈퍼비전이 필요함	24시간 슈퍼비전이 필요함
학업	경험상 어려움을 가지고 있지만, 간단한 수학과 읽고 쓰기를 가르쳐야 한다.	제한적인 성취를 가짐(일부 읽기와 쓰기 및 수학능력을 개발할 수 있다)	몇 가지 간단한 시공간 기능에 대한 학습 가능
고용	학문적인 능력이 요구되는 일 보다는 실천적인 기술이 요구되는 일을 수행	슈퍼비전하에 간단한 실무 수행	일에 있어서 대부분 불가능
이동	정상적임	지연되나 일반적으로 완전하게 이동이 가능	자주 근골격계 이상이 있으며 자주 심각하게 이동이 제한됨
사회성 개발	일부는 미숙하나 그렇지 않은 경우에는 정상적임	제한되나 일반적으로 상호작용 가능	매우 제한 될 수 있다(자폐성장애가 일반적임)
장애와 연관된 결손	정상적인 인구범주에 해당	중추신경계 장애의 일부증가(예, 간질 등)	잦은 중추신경계 장애, 간질과 높은 감각 손실

(출처: Geoff Marston, Caring for the physical and mental health of people with Learning Disabilities)[9]

지적장애인의 대부분(85%)은 경도(mild degree, IQ 50~69, 정신적인 연령은 9~12세)에 해당하며 중등도(moderate degree, IQ 35~49, 정신적인 연령은 6~9세)는 약 10% 정도로 보고 있습니다. 고도(severe IQ 20~34, 정신적인 연령은 3~6세), 최고도(profound, IQ 20, 정신적인 연령은 3세 미만)는 상대적으로 그 수가 적습니다. 지금까지는 최고도의 심한 발달장애인에 대한 적절한 서비스가 부족했던 것이 사실입니다. 최근 서울을 중심으로 최중증발달장애인을 위한 챌린지 사업이나 장애인주간활동서비스에서의 대상 선정방식 등을 볼 때 최고도의 발달장애인을 위한 서비스가 확대되는 상황에서 이를 수행할 수 있는 전문 인력과 시스템이 필요한 상황입니다.

우리나라 등록 장애인은 2022년 12월 현재 2,644,700명으로 2010년 2,517,000명과 비교할 때 큰 변화는 없는 상황입니다. 그러나 지체장애인은 2010년 이후 지속해서 감소(2010년 1,337,722명에서 2022년 1,191,462명으로 146,260명 감소)하고 있지만, 발달장애인 인구는 빠르게 증가하고 있습니다(2010년 176,137명에서 2022년 263,311명으로87,174명 증가).

15개 장애유형 중 발달장애인(지적장애인, 자폐성장애인)의 비율은 2010년에 176,137명으로 7% 수준이었으나 2022년 263,311명으로 10% 에 이르고 있습니다. 특히 만 35세 이상의 중고령 발달장애인은 5명 중 2명(109,381명, 41.5%)이며 그중 노인(만 50세 이상) 발달장애인은 5명 중 1명(54,382명, 20.7%)으로 발달장애인의 고령화 문제는 우리 사회가 직면한 매우 시급하고 중요한 과제가 이미 되었습니다.

이 시대는 발달장애인이 고령화되어가는 첫 번째 세대입니다.

중고령발달장애인은 증가하는 욕구와 감소하는 지원의 '역설

(Paradox)'상황에 직면하고 있는 중고령 발달장애인 문제는 매우 심각한 상황입니다. 40세 전후에 이르면 허약한 건강상태와 다운증후군 치매, 사회적관계의 급격한 감소와 주거문제 등 복합적인 어려움에 직면하면서 복지관, 직업재활시설, 주간보호 등과 같은 주간서비스에서 배제되기 시작하며 보호자가 너무 고령이 되어 자녀를 돌보기 어렵게 됩니다. 결국 40대 이후 발달장애인은 본인이 살아온 정든 사람과 마을을 떠나 시설로 갈 수밖에 없는 상황에 내몰리기도 합니다.

중고령 발달장애인의 경우 신체적·정신적 지원에 대한 필요는 높으나 적절한 서비스를 받기 어렵기 때문에 노화가 더욱 빨리 진행될 수 있습니다. 쉽게 골절되거나 오랜 기간 올바르지 못한 자세로 척추옆굽음증과 허리 통증 등이 심할 수 있으며 치아를 제대로 관리하지 못한 경우 50세 이전에 임플란트와 틀니를 해야 하는 경우도 있습니다.

각종 질환과 정신과적인 문제로 인한 약물 복용은 고령화됨에 따라 더욱 심각해졌으며 너무 오랜 기간 약물을 복용함에 따른 부작용 문제와 이제는 약물이 작용하지 못하는 심각한 문제까지도 발생할 수 있습니다. 가장 심각한 문제는 지금까지 돌봄을 책임져온 보호자의 부재(사망 및 건강 악화 등)입니다. 결국, 보호자의 부재로 본인이 익숙하게 살아온 정든 마을을 떠나야 할 수도 있습니다. 이처럼 복잡하고 다양한 문제를 가질 수밖에 없는 노인 발달장애인을 위한 지원방안 마련이 시급한 상황입니다.

2018년 발표된 발달장애인 평생케어 종합대책에는 중고령기 발달장애인을 위한 과제로 지역사회 돌봄 인프라 강화 및 건강서비스 확대와 중고령기 발달장애인 소득보장 체계구축을 제시하고 있으며 돌봄 인프라는 커뮤니티케어 구축으로 실행할 계획을 하고 있습니다.

이에, 만 35세 이상의 중고령발달장애인이 이용하는 주간보호에 관한 연구 결과를 살펴보면 첫째, 중고령발달장애인과 이미 노인인 그들의 부모가 복지서비스에 관한 정보를 찾아서 이용하는 것은 어려운 일이기 때문에 적극적인 정보제공과 가족을 지원하는 서비스가 필요합니다. 둘째, 중고령발달장애인이 나이가 들어감에 따라 이용할 수 있는 시설과 서비스가 사라지는 상황에서 낮에 이용할 수 있는 서비스를 통해 사회적 만남이 가능한 서비스가 필요합니다. 셋째, 중고령발달장애인이 수급자가 되어가는 비율이 높아지며 유산과 같은 재산관리가 필요함에 따라 투명한 재산관리를 위한 믿을 수 있는 후견인이 필요합니다. 넷째, 중고령발달장애인이 미래에 대한 계획이 수립된 경우를 찾기 어려운 상황에서 미래에 어디에서 누구와 살 것인가? 에 대한 계획수립과 지원이 필요합니다. 다섯째, 중고령발달장애인이 나이가 들어감에 따라 더욱 허약해지고 의료상의 지원이 필요하게 되어 특화된 건강관리와 안전관리에 대한 지원이 필요합니다.

앞으로 발달장애인의 지속적인 인구증가와 고령화를 대비한 전문 인력과 시스템에 대한 필요성은 증가할 것입니다. 이에 이 분야 전문 인력 양성을 위한 노력이 필요합니다. 제 개인적으로는 '블루오션'이라고 생각되기에 누군가 고령발달장애인을 위한 주간서비스와 주거서비스를 개척한다면 그 모델을 보고 많은 이들이 동참할 것입니다. 아무도 가지 않은 길이기에 어려움도 있겠지만 그 어려움 이상으로 가치 있는 일이 될 것입니다.

chapter 5

발달장애와 관련된 생각의 틀

♣ 발달장애인과 관련된 대표적인 철학적 이념을 제대로 아는 것은 중요합니다. 그 이유는 발달장애인을 바라보는 시각과 틀(framework)을 제공하기 때문입니다. 우생학의 관점을 가진 독일 나치들은 유대인과 장애인을 수백만 명 학살했으며 맬서스의 인구론의 시각이 지배한 1830년대는 찰스디킨스의 소설 '올리버 트위스트'에서 가난한 사람을 적자생존 관점에서 무가치하고 사라져야 하는 존재로 보았습니다. 이처럼 이념은 판단의 중요한 틀로서 작용할 수 있습니다. 서두에서도 언급했듯이 발달장애인은 인류라는 나무를 지탱하는 귀한 뿌리와도 같은 존재입니다. 그 존재만으로 사랑받고 귀하게 대접받을 수 있는 사회가 되기를 소망합니다.

의료적 모델과 사회적 모델

발달장애인과 관련된 대표적인 이념이자 모델로 의료적 모델 (medical model)과 사회적 모델(social model)이 있습니다.

의료적 모델은 문제의 원인을 '장애'에서 찾고 있습니다. 장애를 가진 사람을 이 사회에 적응해야 하는 존재로 보고 있기 때문에 발달장애인 이 이 사회에 적응하지 못했다면 그것은 적응하지 못한 개인의 문제인 것입니다. 의료적 모델에서 바라보는 발달장애인은 누군가에게 의존하고 도움을 받아야만 하는 불쌍한 존재이며 심지어는 사회에서 격리해야 하는 무서운 존재로까지 볼 수 있습니다.

사회적 모델은 문제의 원인을 '사회'에서 찾고 있습니다. 장애인 개인 의 존엄, 독립, 선택, 프라이버시를 강조합니다. 사회적 모델은 장애를 손상으로 보지 않고 '사회적인 배제' 때문에 만들어진 것으로 보며 결국 사회적 배제로 인하여 장애인이 독립적으로 살아갈 수 없게 된 것으로 보고 있습니다. 다시 말해 사회적 모델에서는 사회의 장벽에 의해서 장 애가 만들어지는 것으로 정의하고 있고 장애를 만드는 장벽을 좀 더 구 체적으로 환경, 태도, 조직 등 3가지로 볼 수 있습니다. 환경은 접근할 수 없는 건물과 서비스를 말하며 태도는 차별, 편견과 고정 관념을 말 합니다. 끝으로 조직은 융통성 없는 정책, 실천, 과정을 포함하고 있습 니다. 이에 사회적 모델에서는 이 사회가 장애를 창조한 것으로 보고 있습니다.[10]

사회적 모델의 한 사례를 들어보겠습니다. 제가 오래전 추운 겨울에 야학에서 가르친 학생과 전철역에서 만나 점심을 먹은 적이 있었습니 다. 전동휠체어를 타는 그 친구와 전철역에서 만나 밥을 먹기 위해 역 밖으로 나왔습니다. 저는 식당을 쉽게 찾을 수 있을 것 같았지만 전동 휠체어가 들어갈 수 있는 식당을 추운 겨울 30분 넘게 찾아다녔습니다.

처음에는 무엇을 먹을까 고민했지만 조금 지나자 들어갈 수 있는 곳에서 아무거나 먹었으면 좋겠다는 생각이 들었습니다. 역 주변에 이렇게 식당이 많은데도 전동휠체어가 편하게 들어갈 수 있는 턱이 없는 1층 식당을 찾는 것이 너무나 어려웠습니다. 남의 어려움을 겪어보지 않고서 그 어려움에 관해 이야기하는 것은 옳지 않습니다. 식당에서 밥 먹는 것도 이렇게 어려운데 그 삶은 얼마나 어려울까? 잠시 생각했지만, 어렴풋이 짐작밖에는 할 수 없는 것 같습니다.

이와 같이 사회적 모델 관점에서 이 일을 생각하면 식당을 가지 못하게 만든 것은 장애인 자신이 아니라 들어가지 못하도록 만들어 놓은 턱입니다. 이 사회가 만들어 놓은 턱과 같은 환경의 장벽을 없애는 노력이 필요합니다. 먼저 이러한 환경적인 장벽을 없애고 인식의 장벽을 없애고 정책의 장벽을 없애 나가는 것이 필요할 것입니다.

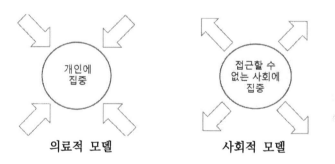

의료적 모델   사회적 모델

장애인복지현장은 사회적 모델을 강조하고 있다고 생각합니다. 그러나 그 안에서도 신체적 장애를 중심으로 모든 논의와 결정이 이루어지지는 않았나? 생각해봅니다. 이제는 발달장애인과 같은 정신적 장애인을 중심으로 담론을 확대할 필요가 있습니다. 신체적 장애를 중심으로 한 자립과 재활의 패러다임의 틀에서 벗어나 발달장애인과 그 가족의 현실적인 어려움을 중심에 두고 실제적인 지원을 해야 합니다. 자립과 재활도 필요하고 중요하지만 **돌봄과 의존도** 필요하고 중요합니다.

스티그마(낙인)

낙인(stigma)이라는 용어는 불명예, 수치를 나타내는 속성을 가리키나 그 속성 자체보다는 「관계」를 나타내는 어휘로 사용될 수 있습니다. 낯선 사람이 우리 앞에 나타났을 때 우리는 그의 첫 모습을 보고 그가 속한 범주와 속성 즉 그의 사회적 정체성(Social identity)을 예측할 수 있습니다. 첫 모습에서의 사회적 정체성을 예측하고, 나아가 이를 규범적 기대로 전환하며, 심지어 그 사람이 어떤 유형의 인물이라고 생각하게 됩니다.

개인에게 부여하는 개성은 회고적으로 기억을 통해 부여한 가상적 사회 정체성(a virtual social identity)과 개인이 실제로 지니고 있다고 확인되는 범주와 속성인 실제적 사회 정체성(a actual social identity)에 있어서 차이(Gap)가 생기게 되는 것입니다. 바람직하지 않은 속성을 보유하고 있다는 단서가 나타나면 그의 존재는 우리 마음속에서 건전하고 평범한 인격체에서 더럽혀지고 무시되는 인격체로 전락하는 것입니다. 즉 그러한 속성의 불명예 효과를 낙인이라고 지칭할 수 있습니다. 어빙 고프만(Erving Goffman, 1922.6.11.~1982.11.19.)은 **낙인(stigma)을 가상적 사회 정체성(a virtual social identity)과 실제적 사회 정체성(a actual social identity)의 차이(Gap)라고 정의합니다.**

가상적 사회 정체성과 실제적 사회 정체성 사이에 특수한 괴리가 형성되며, 어떠한 정형화된 유형에 대해 가진 우리의 고정관념 즉 우리의 기대치와 일치하지 않는 속성들만이 문제가 되는 것입니다.[11]

장애는 우리가 가진 인식과 시각에 의해서 만들어진 것입니다. 장애인복지 실천기관에서는 사회의 인식을 줄일 수 있도록 시설을 개방하여 많은 이들이 발달장애인을 만날 기회를 제공해야 합니다. 자연스러운 만남을 통하여 자연스럽게 장애를 이해할 수 있게 될 것입니다. 학생들에게는 장애에 대한 이해 교육을 이론적으로만 수행하기보다는 장애인 시설에서 함께 시간을 보내는 봉사활동 등으로 자연스럽게 만나는 기회를 주어야 합니다.

장애를 무엇이라고 생각하는가?라는 질문을 우리 센터에 방문하는 실습생이나 봉사자에게 늘 하고 있습니다. 대부분의 답변은 **'불편함'**, **'부족함'**, **'어려움'**, **'손상'**, **'도움이 필요'**, **'신체나 정신에 문제'**, **'결함'**을 이야기합니다. 이는 장애를 전적으로 장애를 가진 개인과 가족의 어려움으로 보는 시각입니다. 주간보호에서 일하면서 이용자와 함께 길을 가다 보면 이상한 눈으로 곁눈질하며 쳐다보는 사람들을 자주 볼 수 있습니다. 장애인에 대한 인식이 예전보다 많이 좋아졌다지만 여전히 우리 사회는 장애인이 살아가기 불편한 사회입니다. **그러나 우리는 장애를 개인과 가족의 어려움으로 보는 시각에서 사회적인 문제로 보는 시각으로의 대전환이 필요합니다.** 변화의 대상은 장애인과 그 가족이 아니라 비장애인과 이 사회입니다. 특히, 장애인을 불쌍하고 어려운 사람으로 무차별적으로 홍보하는 언론이 변해야 합니다. 영국의 CBBC 의 발라모니(Balamory, 2002~2005)라는 우리나라로 치면 뽀뽀뽀와 같은 어린이 프로에서는 휠체어를 탄 장애인이 등장합니다. 패니포켓(Penny Pocket, 1973)은 가게직원으로 일하며 자연스럽게 아이들과 어울리는 모습을 보여줍니다. 미국의 세서밋 스트리스(sesame street)에서도 장애인에 대한 긍정적인 이해를 도울 수 있는 많은 에피소드가 있습니다. 어린이 프로그램과 방송 프로에서 장애인이 불행하거나 잘못된 존재로 나오는 것이 아니라 사회의 일원으로 자연스럽게 살아가는 모습을 보여주고 있습니다. 특별히 대우받아야 하는 불쌍한 존재가 아니라 자연스럽게 우리와 함께 살아가는 존재로 보여줍니다.

유명한 세서밋 스트리트(Sesame street) 작가 에밀리 델 킹슬리 (Emily Derl Kingsley,1987)는 다운증후군 아이를 키운 엄마입니다.

그녀는 '네덜란드에 오신 것을 환영합니다!'의 글을 통해 장애 자녀를 키우는 많은 가족에게 큰 힘과 용기를 주고 있습니다. 전체 내용을 살펴보면 다음과 같습니다.

"Welcome to Holland." By: Emily Derl Kingsley (1987)

나는 종종 장애아를 키우는 경험에 관해 얘기해 달라는 부탁을 받습니다. 그런 경험이 없는 사람들이 과연 장애아를 키우는 것이 어떤 것인지 이해하도록 돕기 위해서 말이지요. 그것은 바로 다음과 같습니다. 당신이 아기를 갖게 될 때, 그것은 마치 이탈리아로의 멋진 여행을 계획하는 것과 같습니다. 당신은 한 뭉치의 안내 책자를 사고, 굉장한 계획을 세웠지요. 원형 경기장도 가보자, 미켈란젤로의 그림도 봐야지, 베니스의 곤도라스는 또 얼마나 좋을까... 또 당신은 이탈리아에서 써먹을 몇 개의 간단한 문장도 연습하겠지요. 이 모든 것은 정말 흥미롭습니다. 몇 달의 간절한 기다림 끝에 출발의 날이 옵니다. 당신은 가방을 싸서 출발하지요. 몇 시간 후, 비행기가 착륙합니다. 도착 후, 여승무원이 말합니다.

"네덜란드에 오신 것을 환영합니다." "네덜란드 라고요?!?"

"지금 네덜란드라고 했어요? 나는 분명히 이탈리아에 간다고 예약을 했는데. 나는 지금 이탈리아에 도착했어야 하는데. 내가 이탈리아에 가기를 얼마나 오랫동안 고대해 왔는데!" 그러나, 비행 계획에 변화가 생겨서 비행기가 네덜란드로 온 것입니다. 당신은 여기 머무를 수밖에 없게 되었습니다. 중요한 것은, 당신이 끔찍하고 혐오스럽거나 더러운 곳에 온 것이 아니라는 겁니다. 기근, 질병으로 가득한 곳도 아니고요. 그저 다른 곳일 뿐이지요. 당신은 이제 나가서 새로운 안내 책자를 사야 하고, 전혀 다른 언어를 배워야 하고, 이전에 전혀 만나보지 못한 새로운 사람들을 만나게 됩니다. 그러나... 여기는 단지 다른 곳일 뿐이에요. 이탈리아처럼 현란하지는 않지만, 그리고, 모든 것이 이탈리아보다는 천천히 진행되지만, 얼마만 지나고 나면 당신은 한숨 돌리게 됩니다. 그리고 주위를 한 번 둘러보게 됩니다. 그러면, 네덜란드는 풍차가 있고, 튤립이 있고 렘브란트의 그림들이 있는 아름다운 곳임을 깨닫게 됩니다. 당신이 아는 모든 사람은 다 이탈리아 여행을 하고 와서는 잘난 체를 하고, 자기들이 거기서 얼마나 좋은 시간을 보냈는지를 자랑합니다. 당신의 여생 동안 당신은 이렇게 말할 것입니다. "그래요. 나도 거기에 가려고 했었어요. 그렇게 계획을 했었지요." 그리고 그 아픔은 잘 없어지지 않지요. 이탈리아로 가는 꿈을 못 이룬 것은 아주 큰 상실감이거든요. 하지만, 당신이 이탈리아로 못 간 것을 계속 슬퍼하기만 하면, 당신은 특별하고 사랑스러운 것을 마음껏 즐기지 못하게 됩니다. **바로 아름다운 네덜란드 말이에요.**

우리는 위의 이야기에서 본 것과 같이 발달장애를 가지고 살아가는 것은 어떻게 보면 이탈리아에서의 삶이 아닌 네덜란드의 삶일 수도 있습니다. 조금 다를 뿐 틀린 삶이 아닙니다. 그 삶도 나름 재미있고 의미 있는 삶입니다.

무의식 중에 각인된 부정적인 이미지를 변화시키는 일은 문화의 영역이기에 너무도 어려운 일입니다. 그러나 이 사회를 변화시키기 위한 노력을 포기할 수 없습니다. 비록 작은 힘이지만 장애인복지 현장에서는 비장애인과 이 사회의 시각을 바꾸기 위해 최선을 다해야 할 것입니다.

가장 효과적인 방법의 하나는 자원봉사나 사회복지 현장실습을 통해 실제로 장애인과 함께 할 수 있는 시간을 가지는 것입니다. 함께하는 실제적인 경험만이 장애에 대한 잘못된 편견을 바꿀 수 있을 것입니다. **'들은 것은 잊어버리고, 본 것은 기억하고, 직접 해본 것은 이해한다'**라는 말처럼 직접 경험해 보아야 이해할 수 있게 됩니다. 장애를 가진 사람과 함께하는 경험을 통해 진정으로 장애를 이해할 수 있게 될 것입니다.

현재 우리는 장애인식 개선이라는 이름으로 수많은 교육이 이루어지고 있습니다. 처음 들었을 때는 장애인의 인식 개선인지 누구의 인식 개선인지 궁금할 정도로 구분이 어려웠습니다. 또한 강사(나는 강사가 과연 발달장애에 대해 아는지도 궁금할 때가 있습니다)에 의한 강의식 교육이 과연 효과가 있을지 의심됩니다. 이론적인 교육을 백 번 듣기보다는 장애를 가진 사람을 한번 만나는 것이 더욱 소중할 수 있습니다. 결국 **'관계'**의 소중함을 다시 한번 생각하게 합니다.

노멀라이제이젼(normalization)

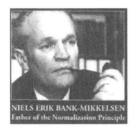

노멀라이제이션(Normalization)의 개념은 1950년대 덴마크의 발달장애인 서비스의 권위자인 뱅크 미켈슨(Bank Mikkelsen)에 의해 처음 사용되었습니다. 뱅크 미켈슨은 반나치 지하조직의 기자로 활동하다 붙잡히게 되어 몇 달간 감옥 생활을 하였습니다.

해방 후 대학에서 배운 법학을 바탕으로 일하고자 1946년 사회부로 들어갔습니다. 상사의 지시에 의해 지적장애인 복지시설 담당이 되었고 상사도 곧 자리를 옮겨 주겠다고 설득하여 받아들였다고 합니다. 그러나 그 일이 계기가 되어 평생을 이 분야에 종사하는 사람이 되었습니다. 당시 장애인 시설들은 교외에 지어져 있었으며 수백 명을 수용하는 대규모의 시설이었습니다. 뱅크 미켈슨이 보기에는 본인이 수용되어 있었던 나치 강제수용소와 다를 바 없는 곳이었습니다. 인간을 인간으로 보고 있지 않다는 생각이 들었다고 합니다.

노멀라이제이션의 의미는 **정상인이 되도록 하는 의미가 아니라 이들을 있는 그대로 받아들이고 보통의 삶을 살아갈 수 있는 조건을 제공하자는 의미**였습니다. 예를 들어 성인이 되면 부모에게서 독립해서 살아갈 수 있도록 하고, 집은 일반 가정집과 같은 모습으로 본인이 살던 동네 안에 있어야 한다는 것입니다. 침실은 개인의 사생활이 보장되는 1인 1실이어야 하며 식사는 평범한 가정집에서와 같이 적은 인원이 함께 식사해야 합니다. 아침에 눈을 떠 갈 곳이 있고 오후에 집으로 돌아오는 일상의 생활 리듬이 있고 식사, 일, 여가, 남녀 교제와 같은 것들은 보통 사람이 누리는 삶의 모습과 가까워야 합니다.[10]

뱅크 미켈슨은 '지적장애인들이 가능한 한 정상에 가까운 생활양식을 얻도록 해주는 것'이라고 말했습니다. 이 이론을 1969년 스웨덴의 지적장애아동 협회 대표자였던 **니르제(Bengt Nirje)가 체계적으로 8가지 원리로 정리**하였습니다.[12]

① 노멀라이제이션은 발달장애인에게 보통의 일상 리듬을 말합니다 (Normalization means a normal rhythm of day for the retarded)

② 노멀라이제이션의 원리는 반복되는 평범한 일상적인 삶을 의미합니다(The normalization principle also implies a normal routine of life)

③ 노멀라이제이션은 연중에 실시되는 평범한 경험(휴일, 가족행사와 생일처럼 개인적으로 중요한 날)을 의미합니다(Normalization means to experience the normal rhythm of the year, with holidays and family days of personal significance)

④ 노멀라이제이션은 생애주기에 있어서 평범한 발달 경험을 경험할 기회를 의미합니다(Normalization also means an opportunity to undergo normal developmental experiences of the life cycle)

⑤ 노멀라이제이션은 발달장애인 자신이 원하는 것(선택, 희망, 욕구 등)을 최대한 고려하고 존중함을 의미합니다(The normalization principle also means that the choices, wishes and desires of the mentally retarded themselves have to be taken into consideration as nearly as possible, and respected)

⑥ 노멀라이제이션은 양성(남성, 여성)이 함께 생활하는 일반적인 문화적 생활패턴 환경을 의미합니다(Normalization also means living in a bisexual world. Accordingly, facilities should provide for male and female staff members)

⑦ 발달장애인이 가능한 평범한 생활에 근접하기 위한 전제조건은 일반적인 경제적 기준을 적용하는 것입니다(A prerequisite to letting the retarded obtain an existence as close to normal as possible is to apply normal economic standards)

⑧ 노멀라이제이션의 중요한 원칙은 지역사회 내에서 (발달장애인이) 이용하는 시설(병원, 학교, 그룹홈, 거주홈 등)의 물리적 설비 기준은 일반 시민을 위한 동일한 유형의 시설에 적용된 기준과 같아야 합니다(즉, 시설의 형태는 지역사회에서 일반적인 형태와 유사해야 하며 시설의 위치도 고립된 환경이 아닌 발달장애인이 익숙한 환경에 위치해야 함을 말합니다)(An important part of the normalization principle implies that the standards of the physical facilities, e.g. hospitals, schools, group homes and hostels, and boarding homes, should be the same as those regularly applied in society to the same kind of facilities for ordinary citizens)

니르제는 이 이론을 '발달장애인이 일상생활에서 양식과 조건을 주류 사회의 규범과 양식에 최대한 가깝도록 유효하게 만드는 것'이라고 설명했습니다. 노멀라이제이션은 울펜스버거(Wolfensberger)에 의해서 1970년대와 1980년대 초반을 거치면서 정교화되었습니다.

울펜스버거는 문화적으로 통용된 수단을 이용하는 것을 강조하였습니다. 노멀라이제이션은 기존의 지배적인 서비스 이데올로기에 반대하고 정상적이며 일상적인 생활 리듬을 존중할 것을 강조합니다. 개인의 성장과 발달에서 정상적인 발달 경험과 인생 주기에서 자유로운 선택, 정상적인 이웃과 함께 살아가는 삶을 강조하면서 시설 집중화를 반대하고 있습니다.[13]

노멀라이제이션이 가지는 공통 개념은 인간으로서의 다양한 권리 중시, 개인 존재 가치의 적극적인 긍정, 탈시설화, 지역사회에서의 통합적인 생활, 보통 주택에서의 생활, 삶의 질 중시, 인간으로서의 성적 욕구 충족 등이 있습니다. 울펜스버거는 1983년경부터 '정상화'라는 개념을 대신해 '사회적 역할의 실천(Social Role valorization: SRV)'이라는 개념을 사용하였습니다. SRV는 장애를 가진 사람들의 **'사회적 이미지를 향상하는 것'**과 **'능력을 향상하는 것'**으로 설정하고 있습니다. 두 가지 개념이 어떻게 서비스 시스템 속에서 실시되고 있는지를 분석하는 '서비스 시스템의 정상화 목표 이행에 관한 프로그램분석(Program Analysis of Services Systems Implementation Goals : PASSING)을 활용합니다.

노멀라이제이션(Normalization)을 정상화로 번역하여 이해하기보다 '보통'이라는 의미로 이해하는 것이 바람직합니다. 아무리 중증의 장애를 가지고 있더라도 보통의 일상생활을 할 수 있도록 환경을 갖추어야 합니다.

노멀라이제이션의 방향은 첫째, 소수의 그룹 형태로 각 방에서 생활합니다. 둘째, 남녀가 분리된 환경이 아닌 함께 생활하는 환경입니다. 셋째, 보통의 일상적인 생활 리듬을 경험할 수 있습니다. 넷째, 생활하는 공간과 일하는 공간을 구분합니다. 다섯째, 식사나 음주는 (가족과 같이) 몇 사람이 함께 할 수 있어야 합니다. 여섯째, 본인이 원하는 자유시간을 보낼 수 있어야 합니다. 일곱째, 개별적인 적성과 계절의 변화에 적합한 여가를 적용합니다. 여덟째, 연령에 따른 적합한 환경을 만듭니다. 아홉째, 성인은 부모에게서 독립할 수 있어야 합니다.

영국의 노멀라이제이션은 토웰 등이 간행한 **'보통 생활(Ordinary Life)'**에서 부제목은 '지적장애인을 위한 지역사회기반의 포괄적인 거주서비스'라고 되어 있듯이 수용시설에서 퇴소하여 자신이 살던 지역사회로 되돌아간 장애인의 거주서비스 상태를 말합니다. 이와 같은 노멀라이제이션의 원리에 기초하여 탈시설화, 사회통합, 그룹홈, 보통 생활, 권리옹호와 같은 개념이 발전되었습니다.[14]

저는 2005년 9개월간 영국의 장애인 그룹홈에서 봉사자로 일한 경험이 있습니다. 4명의 발달장애인이 생활하는 영국 런던 루이셤 지역의 조지레인 그룹홈에서 일했을 때 중·고령발달장애인 분들의 일상을 잘 살펴볼 수 있었습니다. 인상적이었던 것이 여러 그룹홈이 오래전부터 유대관계를 맺고 있었습니다. 생일파티가 있으면 지역의 여러 그룹홈에서 많은 이용자들이 참여했습니다. 파티 때마다 맥주와 와인 등 술이 있었으며 장애인도 누구나 편하게 술을 마실 수 있었습니다. 매주 수요일 저녁에는 이용자와 함께 호프집에서 술을 마시는 봉사활동을 하였습니다. 조지레인 그룹홈에서 생활하는 '수잔'(40대 여자 이용자분)과 근처에 사는 수잔의 남자 친구와 함께 버스를 타고 '펍(PUB)'에서 맥주를 마시는 시간에 함께 하였습니다. 우리나라의 경우 발달장애인을 술집에 매주 데려간다면 아마도 큰 잘못을 저지른 것처럼 비난받고 종사자는 심한 경우 일을 그만두어야 할 수도 있을 것입니다. 그러나 이용자의 관점에서 본다면 호프집에서 친구와 술을 마시는 것은 즐거운 취미 생활로도 볼 수 있습니다. 우리의 관점을 바꾸는 것은 단시간에 이루어질 수 없을 것입니다. 문화와 관련된 것이기에 오랜 시간이 필요할 것입니다. 그러나 종사자는 왜 존재하는 것인가? 누구의 행복을 가장 우선시해야 하나?라는 근본적인 의문을 가지고 접근한다면 보다 올바른 방향으로 변화가 가능할 것입니다.

인쿠루젼(Inclusion)[1]

　유엔장애인권리협약에서의 **인쿠루젼(Inclusion)**은 '장애를 가진 사람을 포함한 모든 사람이 삶의 전 영역에서 동등한 권리의 기초 아래 더불어 살아가는 것'으로 이야기합니다. 독일 연방노동사회부에서의 인쿠

---

1) 함께 걸음(2019.3.7.) 이명희 박사의 '당사자주의는 독일에서 어떻게 실현되는가?'의 글에서 인쿠루젼(Inculsion)관련 내용을 정리한 내용입니다.

루전(Inclusion)은 '사회 속에서 불편함 없이 더불어 살아갈 수 있는 제반 조건들이 조성되고 그것을 기반으로 어디에서 누구와 살지 그리고 어떤 일을 하며 살아갈지에 대해 자율적이고 주체적으로 결정할 수 있는 기본원칙'으로 정의하고 있습니다.

인쿠루전(Inclsion)은 통합(Integration)과는 다른 의미입니다. 통합은 상호공존을 의미하지 않고 하나의 규범이나 문화에 흡수되는 의미가 크며 일방적인 시혜를 뜻하는 포용과도 다른 의미입니다.

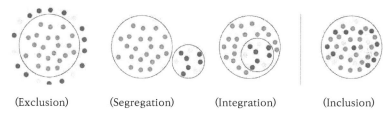

(Exclusion)   (Segregation)   (Integration)   (Inclusion)

(출처: www.thinkinclusive.us/mix-applesauce-with-medicine-to-create-inclusive-classroom-communities)

발달장애인과 함께 하는 영역에서의 배제, 분리, 통합, 인쿠루전 개념을 살펴보면 다음과 같습니다.

배제(exclusion)는 발달장애인을 사회적으로 배제한다는 의미입니다. 발달장애인이 지역사회에서 누려야 하는 교육, 주택, 고용 등 시민으로서 누려야 하는 기본적인 권리에서 배제되는 것입니다. 사회적 배제로 인한 차별과 불이익을 막기 위해 장애인차별 금지법이 있지만, 발달장애인의 사회적 권리를 지키기 위한 노력은 앞으로 보다 확대되어야 할 것입니다.

분리(Segregation)는 발달장애인을 수용하고 고립시키는 지역사회와 분리된 대규모 거주시설과 같은 곳을 말합니다. 지역사회와 떨어진 양로원과 같은 고립된 장애인 거주시설에서 사는 것은 고립된 텅 빈 거대한 인간 창고와 같은 곳이 될 수 있음을 경고하고 있습니다.[10]

'장애인은 불쌍하고 도움을 받아야 하는 사람'으로 어딘가에 수용되어 있어야 하는 존재로 보는 시각이 있습니다. 영화 말아톤에서 초원이의 문제 행동에 대해 '아니, 애 상태가 저러면 밖에 내보내지 말아야지요. 남들에게 이렇게 피해를 주면 되겠어요. 정신병원이나 보호소 같은 곳에 보내던가!' 라면서 막말을 쏟아내는 사람도 우리 주변에는 여전히 있습니다.

통합(integration)은 발달장애인이 일반 시민들이 이용하는 지역사회 자원을 똑같이 이용하고 일반 시민이 참여하는 지역사회활동에 동등하게 참여하는 것으로 말하며 장애가 없는 일반 시민들과 함께 지역사회에서 정기적으로 만나는 것을 말합니다. 우리나라 지역사회 안에 위치한 특수학교, 장애인복지관, 장애인주간보호, 장애인 거주시설, 직업재활시설 등은 통합을 위한 가장 기본이 되는 시설이라고 생각합니다. 비록 지역사회 안에서 또 다른 분리일 수도 있다고 생각하지만 정말 필요한 시설입니다. 이러한 장애인시설을 만들려고 하면 가장 먼저 걱정되는 것이 지역주민의 반대입니다. 2017년 강서구의 특수학교가 지역주민의 반대로 어려움을 겪는 모습을 볼 때 여전히 우리 사회는 발달장애인을 이해하는데 부족하다고 생각합니다. 지역사회 주민들의 의식수준이 이러한 상황인데 발달장애인이 지역사회의 다양한 시설을 자유롭게 이용하고 참여한다는 것은 아직도 선진국에서나 이루어지는 먼 나라 이야기 같습니다.

개인적으로는 우리끼리(발달장애인과 동류인) 있을 때 더 편하고 안전하다고 생각합니다. 예를 들어, 지역사회 안에서 전철을 타거나 버스와 같은 대중교통으로 이동을 해야 할 경우 무언가 불편하고 어색한 시선을 느껴야 합니다. 그러나 우리끼리 있을 때는 그러한 시선을 받을 필요가 없습니다. 고립과 배제는 피해야 하지만 지역사회 안에서 자연스럽게 우리끼리(장애인과 동류인) 편하게 지낼 수 있는 시설도 필요합니다. 일부 시설에서 선도적으로 지역사회 안에서 장애인의 인식을 개선을 위해 너무 애쓰는 모습을 봅니다. 예를 들어, 발달장애인의 취업을 위해 50곳에 면접을 보았다고 하면서 장애인식 개선을 위한 이렇게 노력했다고 말합니다. 그러나 50번이나 거절당하는 발달장애인의 입장을 생각한다면 과연 그것이 바른 것인가 다시한번 돌아보게 합니다. 장애인도 전적으로 그 뜻에 동의하고 원했다면 좋겠지만 종사자의 일방적으로 신념이라고 한다면 심각하게 다시 한번 생각해 보아야 할 것 입니다. 당사자의 이야기를 들어보고 이용자가 원한다면 함께 노력해주는 공감과 연대의 정신이 중요할 것입니다. '나는 취업이 필요 없는데, 왜 내가 취업해야 하지요?' 라고 이용자가 생각할 수도 있기 때문입니다.

인쿠루전(Inclusion)은 너무도 먼 이야기 같습니다. 우리 사회 전체 구성원이 놀랍게 성숙해져야 가능할 것입니다. 그 사회가 얼마나 성숙한 사회인지를 가늠하는 지표는 어린이, 노인과 장애인과 같은 사회적 약자를 어떻게 대하는지에 달려있습니다. 장애를 가진 사람에 대해 그 사회 구성원 모두가 배제나 차별이 없이 같은 구성원으로 함께하는 사회가 되어야 가능할 것입니다. **서구 유럽에서 오랜 기간을 통해 이룬 이 성숙한 사회를 우리도 비록 시간이 걸리겠지만 하루하루 노력하여 이루어나가야 할 것입니다.**

우리나라의 현실은 발달장애인이 지역사회에 있어도 발달장애인을 위한 별도의 공간에서 살아가는 모습이 대부분입니다. 본인의 집이나 거주시설(그룹홈 등)에서 나와 시설(복지관, 직업재활시설, 주간보호)로 출근하고 또 다시 집이나 시설(그룹홈)로 돌아가는 일상을 살아가고 있습니다. 이 일상은 하루의 일상이 아니라 평생의 일상이 되고 있습니다. 그러나 언젠가는 우리 사회도 지역사회에서 자연스럽게 일반 시민과 함께 생활하고 만나는 사회가 될 수 있을 것이라 꿈꾸어 봅니다.

chapter 6

문제행동 이해하기

♣ 발달장애인과 함께하는 사람에게 가장 큰 어려움을 꼽으라고 하면 누구나 문제행동을 이야기합니다. 최근 여러 교육과 훈련이 이루어지고 있으나 문제행동을 가진 발달장애인의 특성을 변화시키는 일은 거의 어려운 일이라 생각합니다. 그러나, 종사자는 긍정적인 변화를 위해 주어진 상황에서 최선의 노력을 기울여야 할 것입니다. 이용자의 긍정적인 변화도 중요하지만, 종사자의 올바른 대처에 대해 방법을 모색하고 실천하는 것이 더욱 필요한 상황이라고 생각합니다. 올바른 대처를 위해서는 문제행동에 대하여 제대로 아는 것이 중요합니다. 어떤 것을 문제행동으로 정의하고 그 원인은 무엇인지 알아가는 노력이 필요합니다. 애정과 관심을 가지고 이용자와 많은 시간을 함께해야 알 수 있습니다. 솔직하게 말하자면 아무리 노력해도 알아내지 못할 수도 있습니다. 우리는 그저 최선을 다할 뿐입니다.

영희(가명) 씨는 38세의 여자이며 자폐성장애로 어려움을 가지고 있습니다. 국민기초생활 수급권자인 영희 씨는 거주시설에서 생활하였으나 3년 전 지금 사는 집으로 돌아오게 되어 어머니와 함께 살아가고 있습니다. 영희 씨는 심한 문제행동으로 인해 많은 주간보호센터에서 이용을 거부당했으나 다행히 경기도의 한 주간보호센터를 이용할 수 있게 되었습니다.

영희 씨의 문제행동은 자신이 원하는 대로 이루어지지 않거나 신체적, 정신적 상태가 좋지 않을 경우에 나타나는 것 같습니다. 화를 참지 못하면 갑자기 옆에 있던 다른 이용자의 등짝을 후려치는 폭력을 행사하거나 본인의 머리를 때리는 등의 자해 행동을 합니다. 또한 갑자기 옷을 벗거나 샤워를 하는 등의 돌발행동을 하기도 합니다. 이러한 심각한 문제행동으로 인해 정신과적인 약을 어린 시절부터 장기간 복용하고 있으나 약을 먹었다고 해서 큰 변화가 보이지는 않는 것 같습니다. 그렇다고 약을 끊을 경우 더 큰 문제행동이 발생하지 않을까 우려되어 약을 줄이거나 중지할 수도 없는 상황입니다.

영희 씨가 다른 사람을 다치게 하거나 자해가 심할 경우에는 일주일정도 브레이크(휴식) 시간을 가지거나 이용 횟수와 이용 시간을 줄이기도 합니다. 그러나 이러한 일시 처방은 근본적인 해결책이 될 수 없습니다. 주간보호센터 직원들은 영희 씨가 등원하는 날이면 영희 씨가 다치는 것뿐만 아니라 다른 이용자가 다치지 않을까 늘 걱정하며 오늘도 무사히 하루가 지나가기를 바라고 있습니다. 문제행동이 심한 날에는 담당 직원은 엄청난 스트레스를 받습니다. 이에, 종사자의 심리적인 어려움에 대한 지원 방안이 매우 필요한 상황입니다.

위와 같은 상황을 겪으면서 종사자는 "문제행동이 심한 이용자와 함께할 때 과연 무엇을 어떻게 해야 하나?"의 질문을 할 수밖에 없습니다. 최근 장애인복지 현장에서 너무도 많이 이야기되는 주제입니다. 문제행동의 효과적인 개선을 위한 ABA(Applied Behavior Analysis), 도전적 행동에 대한 개입방법, 긍정적 행동지원 등 수많은 교육이 다양한 기관에서 운영되고 있습니다. 문제행동 관련 교육의 대부분은 이용자의 문제행동을 줄이는 것을 목적으로 하고 있습니다. 물론, 문제행동을 줄이기 위한 교육도 필요하나 현장에서는 문제행동이 발생했을 때 적절하게 대처하는 방법을 아는 것이 더욱 중요할 수 있습니다. 종사자의 잘못된 대처로 법적인 처벌을 받은 내용들이 언론에 자주 보도되는 상황이라 종사자는 모두의 안전을 위해 문제행동이 발생했을 때 적절하게 대처하는 방법을 반드시 알고 있어야 할 것입니다.

발달장애인과 함께 하는 사람이라면 문제행동은 정도의 차이는 있겠지만 누구나 한 번쯤은 경험했을 어려움입니다. 심한 경우 이용자의 공격적인 행동으로 다른 이용자가 다치거나 이를 막는 과정에서 종사자가 다치기까지도 합니다. 심각한 문제행동에 대처하기 위해 외부에 사례를 의뢰하기도 하고 전문가들과 함께 모여 논의하기도 하지만 뾰족한 해결책을 찾기는 어려운 것이 현실입니다. 그러나 이러한 문제행동에 대처하기 위해 다양한 방법을 시도하고 함께 사례를 고민하다 보면 올바른 대처 방안을 찾을 수 있을 것이라 기대하고 있습니다. 여러 사례를 함께 고민하다 보면 보다 좋은 방안의 모델이 나올 수 있다고 생각합니다. 지금의 장애인복지 현장은 해답을 제시할 수 있는 상황이 아니라, 더욱 고민하고 함께 방안을 모색해야 하는 시기라고 생각합니다.

문제행동에 대하여

문제행동은 도전적 행동(Challenge behaviour)이라는 용어로 표현되는 경우가 많습니다. 도전적 행동은 발달장애인의 어려움 자체를 표현하기보다는 발달장애인이 필요한 서비스를 받는 데 어려움이 있다는 것을 강조하기 위해 사용되었습니다.

에머슨(Emerson)은 도전적 행동을 '본인과 다른 사람의 신체적 안전에 해가 되는 행동(강도와 빈도 또는 지속성을 가진 행동)으로 지역사회 시설을 이용하는데 심각하게 제한받거나 이용이 거부당할 수 있는 행동'으로 정의하고 있습니다.[15]

"Challenging behaviour"은 '도전적 행동'으로 번역될 수 있습니다. '도전(Challenging)'이라는 영어의 사전적 의미는 도발적인(미소 개성 등이), 매혹적인, 사람의 능력을 시험하는, 힘든, 간단하지 않은, 흥미를 돋우는, 해볼 만한 등의 많은 의미가 있습니다(다음 영어사전).

좀 더 용어에 관해 이야기하고자 합니다. 문제행동이라는 용어는 파괴적이고 해롭고 심각한 것으로 인식될 수 있는 우려가 있습니다. 그래서 문제행동이라는 용어보다는 **'관심을 필요로 하는 행동(behaviors of concern)'**이라고 표현하기도 합니다.[16] 하여간, 문제행동은 공격행동, 파괴행동, 자해행동. 심하게 짜증을 내기, 떼쓰기, 분노 폭발, 공공장소에서 옷 벗기, 자위행위, 거짓말하기, 침 뱉기 등이 있습니다.[17] 발달장애인의 15% 이상이 어떤 형태로든 문제행동을 하며 그중 6%는 심각한 문제행동을 하는 것으로 나타났습니다.[18]

챌린지를 비장애인이나 처음 듣는 사람들이 이해할 때 '힘들고 어려운 행동'이라는 의미보다는 능력을 시험하는 '도전'의 의미로 받아들일 수 있기 때문에 제 개인적으로는 누구나 들었을 때 쉽게 이해하고 명확하게 뜻을 전달할 수 있는 문제행동이라고 표현하는 것이 좋을 것 같습니다. 도전적 행동과 문제행동이라는 용어가 함께 사용되고 있는 상황에서는 **상황을 보다 명확하게 볼 수 있는 '문제행동'이라는 용어를 사용하는 것이 더 바람직하다고 생각합니다.**

문제행동이 심한 경우 장애인복지시설에 대한 이용 자체가 어려울 수 있으며 시설을 이용하더라도 문제행동으로 인해 다른 사람과 분리될 우려가 있습니다. 가장 큰 걱정과 우려는 문제행동을 하는 사람에 대한 종사자의 학대 위험입니다. 잊을 만하면 터져 나오는 것이 **'종사자에 의한 장애인 학대'** 뉴스입니다. 이를 다시 표현하면 **'문제행동을 하는 발달장애인을 대상으로 한 종사자가 잘못된 대처 사고'**라고 표현할 수 있을 것입니다.

이용자의 공격적인 행동 특성을 잘 파악하지 못한 상황에서 종사자로서 무엇인가 해야 한다는 생각만으로 어설프게 개입하는 과정에서 큰 사고가 발생할 수도 있습니다. 해당 이용자에 대해 잘 모르면 피하는 것이 가장 좋은 것 같습니다.

문제행동은 3가지 유형으로 나타납니다.

첫째, 타인을 공격하는 행위입니다.

타인을 공격하는 행위는 다양한 형태로 나타날 수 있습니다. 저도 직접 목격한 경우도 많고 전해 들은 경우도 많습니다. 종사자가 바닥에 앉아 있는데 갑자기 목을 눌러 목 디스크로 고생한 사례도 있으며 버스 안을 걸어가는 종사자를 뒤에서 밀어 종사자가 크게 다친 경우도 있었습니다. 콜라를 못 마시게 하자 제지하는 종사자의 팔을 문 사고도 보았습니다. 위험한 행동을 막기 위해 어쩔 수 없이 이용자의 손을 잡으면 갑자기 이용자가 손목을 꺾거나 손톱으로 상처를 내기도 합니다. 이 모든 일이 정말 순식간에 벌어지기 때문에 잘 대처하기가 쉽지 않습니다. 그러한 과정에서 종사자나 이용자가 다치기도 합니다.

예전 장애인복지관에서 30여 명의 발달장애 학생들과 함께 여름 캠프를 간 적이 있습니다. 한 이용자가 버스에서 갑자기 제 안경을 잡아채 바닥에 던져 안경을 깨트려서 안경이 깨진 채로 2박 3일 캠프를 진행한 경험도 있습니다. 교회의 장애인 부서에서 봉사활동을 했을 때, 저도 잘 모르는 남자아이가 소리 지르며 주변에 있는 물건들을 닥치는 대로 던지는 상황이 있었습니다. 이를 막기 위해 저는 아이를 뒤에서 껴안았습니다. 그 순간, 아이가 자기 머리로 저를 박치기하여 코피가 날 정도로 아팠던 기억도 있습니다. 그 경험으로 저는 이용자를 뒤에서 감싸거나 제지하는 일은 절대로 하지 않습니다.

종사자는 이용자가 공격하는 행위를 시작할 기미를 보이면 안전을 최우선으로 생각해야 합니다. 먼저 타해를 가하려는 이용자를 안전한 다른 곳으로 이동시켜야 합니다. 그러나 그것이 여의치 않으면 다른 이용자 모두를 안전한 다른 곳으로 이동시키는 것이 필요합니다. 특히 안전에 취약한 이용자를 먼저 이동시켜야 합니다. 앞이 잘 보이지 않거나 듣지 못하는 중복 장애를 가진 이용자는 잡아당기거나 미는 작은 행동에도 크게 다칠 수 있기 때문입니다.

종사자는 이용자의 공격하는 특성이나 패턴을 잘 알고 있어야 합니다. 어떤 이용자는 어린 아기와 같은 특정 대상에 집착하여 위협을 가하기도 하고 어떤 이용자는 연필과 같은 물건에 집착하기도 합니다. 또한 신체에는 상해를 가하지 않더라도 고성을 지르거나 달려드는 등의 공격적인 행동을 하기도 합니다. 이러한 문제행동의 특성과 패턴을 파악하는 것은 문제행동으로 발생할 수 있는 위험을 막을 수 있는 중요한 요소가 됩니다. 어떤 상황에서 문제행동이 일어나고 이를 진정시키기 위해서는 어떻게 해야 하는지 제대로 파악하는(관찰하는) 과정이 필요합니다.

둘째, 자해하는 행위입니다.
발달장애인 중 어떤 이는 본인이 원하는 것이 이루어지지 않거나 본인이 싫어하는 것을 누군가 시키면 자해를 하기도 합니다. 자동으로 자신의 코나 뺨, 이마와 턱을 치면서 반복적인 소리를 지르고 크게 울면서 흥분을 가라앉히지 못하기도 합니다. 또는 본인의 손이나 손가락 등을 물어뜯어 굳은살이 만드는 경우도 있으며 상처 난 부위를 계속 건드려 상처가 아물지 않고 덧나게 만드는 경우도 있습니다. 심한 경우 장롱이나 벽을 머리로 박거나 거울을 손으로 깨서 다치는 경우도 있습니다.

자해행위가 너무 심할 경우 손을 묶거나 헬멧(Protective helmets)을 씌우기도 합니다. 이러한 조치는 이용자의 안전을 위해 꼭 필요한 조치이지만 인권 문제가 될 수 있음으로 종사자는 반드시 보호자의 동의와 인권 관련 기관의 자문을 구하는 것이 바람직합니다.

자해행위도 그 행동 특성과 패턴을 파악하는 것이 중요합니다. 주로 어떤 상황에서 시작되고 어떻게 하면 진정시킬 수 있는지에 대한 방법을 찾는 것이 중요합니다. 말처럼 쉽게 그 방법을 찾을 수 있으면 좋겠지만 현실에서는 불가능할 수도 있습니다. 도대체 그 이유를 알 수 없는 경우도 많습니다. 중요한 것은 자해로 인해 이용자 본인이나 다른 사람이 다치지 않도록 하는 것입니다. 예를 들어, 이용자가 다치지 않도록 벽과 문을 안전한 재질로 바꾸어야 하며 거울이나 유리는 모두 안전한 제품으로 교체하거나 치워야 합니다.

셋째, 기타 문제행동입니다.

대표적인 문제행동의 유형은 남을 공격하거나 자해하는 행위이지만 그 외에도 다양한 문제행동이 있습니다. 예를 들어 갑자기 옷을 벗는다거나 갑자기 공공장소에서 대소변을 보기도 합니다. 성적인 문제행동(타인의 신체 만지기, 자위행위, 성기 노출 등)을 하기도 하고 사람에게 침을 뱉기도 합니다. 공간을 이탈하거나 돈을 내지 않고 물건을 훔치는 경우도 있습니다. 또한, 남의 음식을 뺏어 먹거나 심하게 고집을 부리기도 합니다. 이렇게 열거할 수도 없을 만큼 수많은 문제행동이 있습니다.

문제행동 원인에 대하여

개인적인 상황과 환경이 너무나 다르기 때문에 문제행동을 한마디로 정의하는 것은 불가능합니다. 문제행동의 원인이 너무도 다양하기 때문에 명확하게 그 원인을 정의하는 것은 한계가 있습니다. 그러나 다음의 몇 가지를 그 원인으로 생각해 볼 수는 있을 것입니다.[19]

첫째, 문제행동의 가장 큰 원인은 '의사소통의 문제'입니다.
이용자가 원하는 것을 표현했을 때 함께하는 사람이 잘 알아듣지 못할 경우 문제행동이 발생할 수 있습니다. 이용자와 의사소통 하는 방법을 찾는 것이 문제행동을 줄 일 수 있는 가장 중요한 방법입니다.

둘째, 환경(구조)에 근원적으로 문제가 있을 수 있습니다.
이용자와 함께 공간이 이용자를 불편하게 만들 수도 있습니다. 이용자가 원하는 것을 하지 못하게 막는 공간이라면 그 환경으로 인해 문제행동이 발생할 수도 있습니다. 본인이 좋아하지 않는 공간에 들어가는 것을 거부하기 위해 문제행동을 할 수 있습니다. 예전 주간보호센터를 이용했던 한 이용자는 센터에 들어오는 것을 거부하여 처음에는 복도에서 시간을 보내다가 결국 등원 차량인 스타렉스에서 내리지 않는 경우도 있었습니다. 센터 운영 시간 내내 종사자가 교대로 차 안에서 함께 지냈던 경험이 있습니다. 이러한 상황이 지속되자 결국, 보호자가 센터 이용을 종결하기로 결정했던 기억이 있습니다.

셋째, 선택의 기회가 적을 때 문제행동이 커질 수 있습니다.

본인이 원하는 것을 선택할 기회가 부족할 경우 문제행동이 나타나거나 증폭될 수 있습니다. 집안에는 본인에게 익숙한 장난감이나 놀이기구가 많은데 센터에는 본인이 놀 수 있는 것이 없다면 문제행동이 증폭될 수 있을 것입니다. 이용자가 무엇을 좋아하고 무엇을 싫어하는지에 대해 관련된 모든 주변 사람(보호자, 학교 교사, 시설 종사자, 종교시설 교역자 등)이 함께 공유하는 것이 중요합니다. 좋아하는 것을 알고 그것들을 미리 준비하면 문제행동을 조금이라도 줄일 수 있을 것입니다.

넷째, 특별한 증후군의 경우 문제행동과 연관이 있을 수 있습니다.

예를 들어 레시-니한 증후군(lesch-nyhan syndrome)은 손가락을 깨물고 얼굴을 긁는 자해 성향이 있을 수 있으며 프라더 윌리 증후군(Prader-Willi Syndrome)은 음식에 집착하거나 강박적인 경향으로 공격적인 행동과 자해행동을 보일 수 있습니다(다음 질병 백과). 종사자는 이용자가 어떠한 증후군을 가졌는지 살펴보아야 합니다. 만약 특정 증후군을 가진 사람이라면 해당 증후군이 가진 의학적인 특성과 행동 특성을 파악하고 있어야 합니다. 각 증후군에 관한 자세한 정보를 알고 싶으면 쿠퍼의 연구에서 발달장애인과 관련한 11가지 유형의 증후군을 보실 수 있습니다[2].

다섯째, 문제행동이 정신과적인 원인일 수도 있고 그렇지 않을 수도 있습니다.

종사자는 문제행동에 대해서 무조건 정신과적인 문제라고 가정해서는 안 됩니다. 물론, 정신과적인 문제일 수도 있기 때문에 그 가능성을

---

2) 쿠퍼의 연구, PEOPLE WITH INTELLECTUAL DISABILITY: WHAT DO WE KNOW ABOUT ADULTHOOD AND LIFE EXPECTANCY?, A.M.W. Coppus, DEVELOPMENTAL DISABILITIES RESEARCH REVIEWS, 2013.

배제할 수는 없습니다. 정신과적인 문제를 포함하여 다양한 가능성을 열어 두고 살펴볼 수 있어야 합니다. 문제행동이 심한 이용자의 보호자는 약에 대해 열려있는 경우도 많지만, 부정적인 경우도 많이 있습니다. 그래서 약을 먹다가도 조금 좋아지면 약을 끊고 약을 끊은 이후 문제행동이 이전보다 더욱 심해지면 그때서야 급하게 다시 약을 사용하는 경우를 많이 보았습니다.

시설에서는 문제행동이 심한 이용자에게 약을 강권하기도 합니다. 참 어려운 상황입니다. 그러나 문제행동이 너무 심한 경우 정신과 전문의를 통해 반드시 적절한 치료를 받는 것이 모두를 위해 필요한 일이라고 생각합니다.

너무도 다양하고 어려운 유형의 문제행동을 하는 이용자가 있기 때문에 그 원인을 밝히는 것은 참으로 어려운 일입니다. 제 개인적인 생각으로는 문제행동이 심한 상태는 감기와 같은 상태라고 생각합니다. 평상시에는 컨디션이 좋고 면역력이 좋아서 감기에 안 걸리지만, 어느 때는 컨디션이 나쁘고 면역력이 떨어져 감기에 걸리는 것과 같다고 생각합니다. 감기(문제행동이 심한 상태)에 걸린 경우에는 얼마의 시간이 지나야 감기 증세가 사라지듯 시간이 필요할 수 있습니다. 기다림의 시간이 필요할 수 있습니다. 우리가 감기에 걸렸을 때는 병원에 가서 진찰도 받고 감기약도 먹고 편하게 쉬는 것이 감기 증세를 완화할 수 있는 방법입니다. 시설에서도 이용자가 문제행동이 심한 시기에는 감기 증세처럼 **시간이 지나면 나아질 것이라고 생각하고 이용자에게 스트레스를 주지 않고 최대한 편안하게 지낼 수 있도록 배려**해야 할 것입니다.

chapter 7

문제행동에 대처하기

♣ 한 명의 종사자가 다수의 이용자를 돌보는 현재의 구조에서 문제행동이 심한 이용자가 있으면 제대로 대처하기 어렵다는 것을 우리 모두는 알고 있습니다. 종사자 한 명이 프로그램도 진행하고 운전도 하고 요리도 하고 청소도 하고..... 심지어 긍정적 행동도 지원해야 한다면 너무 가혹하다고 생각합니다. 이러한 상황에서는 우리가 가진 한계를 인정하고 우리가 할 수 있는 범위에서 노력을 기울이는 것이 필요할 수 있습니다. 그러나 때로는 무작정 밑도 끝도 없이 문제행동을 하는 이용자와 대처하는 것은 근본적으로 한계가 있다는 것을 인정하면서 그냥 **버티는 것도** 한 방법이라고 생각합니다. 여기에서 제일 중요한 것은 누구라도 다치는 일이 없도록 잘 버텨야 한다는 것입니다. 그렇게 하기 위해서 무엇을 어떻게 해야 할지에 대한 고민이 필요합니다.

종사자가 문제행동에 대한 이해가 없다면 본인과 문제행동을 하는 사람 그리고 주변 사람까지 위험에 처할 수 있습니다. 가장 우선적으로 심각한 문제행동의 어려움이 있는 이용자에 대한 적절한 위험평가(risk assessment)를 수행해야 합니다. 위험평가는 위험 예방과 대처방안 마련의 출발점이 되며 이용자의 필요와 제공할 수 있는 서비스의 한계를 고려해야 합니다. 또한, 이용자 파일에 위험평가에 관한 내용을 반드시 포함해야 하며 문제행동에 적절한 대처 방안을 마련해야 합니다.

서비스 이용자의 문제행동을 저지하기 위해 신체에 손을 대는 행위는 법적으로 큰 문제가 될 수 있습니다. 이용자가 폭력을 행사할 때 막는 것은 가능하지만 손목을 잡거나 뒤에서 압박하는 것은 문제가 될 수 있습니다. 캐나다의 한 장애인시설에서 3년간 일한 종사자의 이야기를 들을 기회가 있었는데 문제행동이 심한 이용자가 공격적인 행동으로 종사자의 머리를 때리려고 할 때 종사자가 다치지 않도록 손이나 팔로 막는 것만 가능하지만 이를 제지하기 위해 손목을 잡으면 안 된다고 합니다. 심지어 이용자가 외부로 뛰쳐나갔을 때도 이용자가 좋아하는(예를 들어 콜라) 것을 보여주면서 본인 스스로 오도록 유도해야지 종사자가 따라가서 강제적으로 잡아서 센터로 데려오게 해도 안 된다고 합니다. 이 모든 것이 법적인 문제와 연관되어 있기 때문입니다. 제지하거나 안전을 위한 목적이라 할지라도 강제적으로 신체에 위협을 가하는 행위는 법적으로 처벌을 받을 수 있기 때문이라고 합니다.

이와 같은 문제행동에 관한 대응법에 대한 교육에서 이용자를 신체적으로 제지하거나 강제적으로 이동시키는 등의 교육은 신중하게 안내되어야 할 것입니다. 왜냐하면 신체적인 제지에 대해 이용자나 보호자가 법적인 문제를 제기할 경우 선한 의도로 개입했음에도 종사자가 법적으로 큰 책임을 져야 할 경우가 발생할 수 있기 때문입니다.

애정과 관심에 의한 관찰과 의사소통

　종사자는 이용자의 긍정적인 행동 변화를 위해 노력해야 합니다. 그러나 개별(담당) 치료사가 개입하듯 긍정적 행동을 개별적으로 교육하는 것은 현실적으로 불가능합니다. 한 명의 종사자가 다수의 이용자를 돌보는 상황에서 일대일로 무엇인가를 계획하고 이를 실천하는 것은 필요한 일이나 현실적으로 많은 어려움이 따르기 때문에 그보다는 문제행동이 발생할 수 있는 근본적인 원인을 파악하고 될 수 있는 대로 그 원인을 제거하는 쪽에 집중하는 것이 바람직합니다.

　누군가를 알아가는 과정은 시간의 두께가 필요하기 때문에 우리는 이러한 행동의 원인을 알기 위해서는 먼저 이용자와 많은 시간을 함께 보내야 합니다. 그러나 중요한 것은 **애정과 관심을 가지고 함께해야 합니다.** 아무리 많은 시간을 함께 보냈어도 애정과 관심이 없다면 아무 소용이 없기 때문입니다.

　문제행동 성향의 이용자와 함께하는 종사자에서 있어서 가장 기본 중에 기본은 문제행동을 하는 이용자를 혼자 있게 하거나 방치해서는 절대 안 된다는 것입니다. 정신없이 프로그램이 진행되고 분주한 가운데 갑자기 예상하지 못했던 돌발 상황이 발생할 수도 있기 때문입니다. 잠시 화장실을 혼자 보냈는데 다쳐서 오거나 사라질 수도 있습니다.

　그렇기 때문에 실내와 실외에서 종사자의 시야에서 이용자가 없어지는 일이 없도록 반드시 주의해야 합니다. 특히 야외 활동 중에는 더욱 주의를 기울여야 합니다. 야외에서는 소수의 종사자가 다수의 이용자를 돌봐야 하는 경우가 많고 익숙한 시설 안에서의 환경이 아닌 다양한 변수와 상황이 발생할 수 있는 외부이다 보니 더욱 주의를 기울여야 합니다. 외부에서는 이용자의 문제행동을 자극할 수 있는 요인이 많아지므로 문제행동 발생 확률이 더욱 높아진다는 사실을 명심해야 합니다.

그리고 이용자의 건강 상태를 수시로 확인해야 합니다. 이용자의 몸 상태가 좋지 않다면 그것으로 인해 문제행동이 더욱 심각해질 수 있으므로 이용자의 마음과 몸의 컨디션을 잘 살펴볼 수 있어야 합니다. 문제행동이 심한 대부분의 이용자가 스스로 의사를 표현하는 데 어려움이 있습니다. 그렇기 때문에 이용자의 컨디션을 잘 살피는 세심한 관찰이 필요합니다. 만약 이용자가 조금이라도 아픈 것 같다면 즉시 보호자에게 연락하고 필요하면 보호자의 동의를 받아 병원에 가야 합니다.

문제행동의 대부분은 이용자가 원하는 것을 표현할 때 종사자가 잘 파악하지 못해서 발생합니다. 만약 이용자와 원활한 의사소통을 할 수 있다면 대부분의 문제행동은 막을 수 있을 것입니다. 그러나 안타깝게도 문제행동이 심한 이용자의 상당수가 원하는 것을 정확하게 표현하는 데 어려움이 있었습니다. 예전 주간보호센터에서 차량으로 등원할 때 한 이용자가 스타렉스 가장 뒷자리에서 갑자기 일어나 앞으로 오려고 해서 매우 놀란 적이 있습니다. 결국 차량을 세우고 자리에 앉히려 했지만, 말을 듣지 않았습니다. 울면서 무엇인가를 요구했지만 무엇을 원하는지 알기 어려웠습니다. 흥분을 가라앉히기 위해 노력하던 중 앞자리에 있던 주간일정표 종이를 발견했습니다. '아~ 이것 때문이구나!' 이용자에게 주간일정표 종이를 건네니 울음을 그치고 본인 자리에 앉아 함박웃음을 지었습니다.

비장애인의 경우에도 원하는 것을 말하고 싶은데 표현할 수 없다면 엄청난 스트레스를 받을 것입니다. 예를 들어 영어를 한마디도 못 하는 사람이 영미권 나라에서 살아간다고 상상해봅시다. 말을 알아듣지도 못하고 표현하기도 어렵다면 엄청난 스트레스를 받을 것입니다. 결국, 스트레스를 참지 못하고 가장 가까운 가족에게 화를 내거나 욕을 하는 문제행동까지 나올 수 있습니다.

그러기에 우리가 이용자와 의사소통을 하기 위해 그리고 이용자가 원하는 것을 제대로 파악하기 위해서는 무엇보다 이용자에 대한 **'애정'**과 **'관심'**이 필요합니다. '애정'과 '관심'을 가지고 오랜 시간 관찰하다 보면 언젠가는 이용자의 특성을 제대로 파악할 날이 올 것입니다. 또한 함께 오랜 시간을 보내다 보면 어떤 상황에서 문제행동을 하는지도 예측할 수 있게 될 것입니다. 이러한 **익숙함의 시간**을 가진 뒤에야 문제의 원인과 피할 수 있는 방법을 찾을 수 있게 될 것입니다. 그러기에, **문제행동을 이해하기 위해서는 애정과 관심을 가지고 오랜 시간을 함께 보내는 것이 가장 중요**하다고 생각합니다.

또한, 이용자에 대한 정확한 정보를 파악하기 위한 노력이 필요합니다. 가장 먼저 보호자와 깊이 있는 상담과 문제행동이 발생할 때마다 적극적으로 상의하는 것이 필요합니다. 우리가 아는 것을 이용자의 보호자가 모를 수 있고 우리가 모르는 것을 이용자의 보호자가 알 수도 있기 때문입니다. 그리고 이전에 이용했던 시설이나 학교의 담임교사에게 연락하여 이용자의 특성을 파악하는 것이 필요합니다. 그러나 주의해야 할 점은 개인정보에 관한 사항이 포함되어 있어서 사전에 절차를 따라 허락을 받고 진행해야 합니다. 이용자의 특성을 파악하기 위한 이러한 노력들은 이용자의 문제행동에 대한 이해를 높이고 적절하게 대처할 방안을 모색하는 데 도움을 줄 것입니다.

영국의 경우 언어 표현이 어려운 발달장애인과의 의사소통을 위해 간단한 수화 형태인 **마카튼(MAKATON)**[3)]을 사용하고 있습니다. 우리나라에서도 언어 사용이 어려운 발달장애인을 위해 이러한 의사소통 방법을 적용하고 그림 등을 활용하여 이용자가 원하는 것을 찾아내려는 노력이

---

3) 영국의 발달장애인들과 종사자들이 많이 사용하는 마카톤은 사인(수화)과 심벌(그림)을 말과 함께 사용함으로써 말을 전혀 할 수 없거나 알아듣는데 어려움이 있는 장애인의 의사소통을 돕기 위해 개발된 언어프로그램이다. 영국의 많은 특수교육 종사자가 마카톤을 사용하고 있으며 전세계적으로 45개국에서 사용하고 있다(함께걸음, 2011).

확대되고 있습니다. 언어라는 것은 어느 한쪽만 사용해서는 안 되며 그 언어를 함께 공유하는 것이 더욱 중요하다고 생각합니다. 그 언어를 사용하는 발달장애인 이용자도 알아야 하고 보호자도 알아야 하며 무엇보다 종사자가 알아야 합니다. 앞으로 언어 표현에 어려움이 있는 발달장애인의 의사소통을 위한 보다 현실적인 실천 방안 마련이 더욱 필요할 것입니다.

종사자들은 이용자가 원하고 좋아하는 것을 찾아내는데 더욱 애써야 합니다. 만약 이용자가 퍼즐을 좋아하면 여러 가지 퍼즐을 준비해 놓고, 그림 그리기를 좋아하면 종이를 많이 준비하는 노력이 필요합니다. 특정 음악이나 장난감을 좋아하면 해당 음악이나 장난감을 준비하는 것이 좋습니다. 오랜 기간 애정을 가지고 이용자를 살펴보면 이용자가 좋아하고 원하는 것을 알 수 있을 것입니다. 이러한 패턴을 알고 있다면, 문제행동을 시작할 경우 본인이 좋아하는 물건이나 방법을 활용하여 시선과 관심을 다른 곳으로 돌릴 수 있을 것입니다.

문제행동의 패턴을 알고 피하기와 약물 사용

문제행동은 사람마다 다양하나 개별적으로는 일정한 패턴이 있습니다. 개별적인 문제행동에 대처할 수 있는 위험평가(Risk assessment)를 수행해서 대처 방안을 적절하게 마련해야 합니다.

위험평가는 **패턴화**되어 있는 문제 상황을 가정하고 이에 대한 적절한 대처 방법을 기록하는 것입니다. 이용자의 참여(현실적으로 어려움이 있어서 이용자를 가장 잘 아는 사람의 참여-예를 들어 보호자)와 종사자가 함께 작성해야 합니다. 위험평가는 한 번 수행해서 끝나는 작업이 아니라 오랜 시간을 두고 문제 행동이 발생할 때마다 그 원인과 행동 특성을 기록하는 작업을 수행해야 합니다. 이러한 과정을 통해 적용할 수 있는 부분을 찾아가야 하며 이미 작성된 위험평가표도 주기적으로 변경할 수 있어야 합니다.

아래 표에 의한 위험평가는 간단한 예시입니다. 이에 개별적으로 더 철저하고 세부적으로 작성해야 할 것입니다. 오랜 시간을 함께 보내는 과정에서 주의 깊은 관찰을 통해 문제행동이 일어나는 상황과 적절한 대처방안을 모색해야 합니다.

<서비스이용자의 위험평가의 예>

분야	위험 (H, M ,L)	대처방법
야외에서 독립활동	느리게 걷는다 (H)	야외 활동시 혼자 있지 않도록 항상 누군가 돌보아야 한다.
길 건너기	본인과 다른 사람에게 위험 (H)	길을 건널 때 반드시 도움을 주어야 한다.
요리	화재에 주의 (H)	요리할 때 도움을 주어야 한다.

H : 고위험 (High), M : 중간위험 (Medium), L : 저위험 (Low)

오랜 관찰과 기록을 통해 문제행동의 패턴을 알게 되면 문제행동의 발생을 막기 위해 문제 상황을 피하는 방법을 적용할 수 있을 것입니다. 만약 이용자가 어느 곳으로 가고자 힘을 쓴다면 크게 문제 되지 않은 한 허용하는 것이 바람직합니다. 대부분 이용자가 원하는 것을 막는 과정에서 사고가 발생합니다. 예를 들어 의자를 일정한 곳에 꼭 두어야만 직성이 풀리는 이용자가 있다면 이용자가 원하는 위치에 의자를 잘 배치해두어 문제행동을 예방할 수 있습니다.

치료사와 선생님이라면 의자를 옮기는 것에 집착하는 이용자를 긍정적 행동을 위한 치료와 교육 목적으로 제지할 수 있습니다. 그러나 돌봄을 위주로 하는 시설에서는 문제행동을 하는 이용자와 다른 이용자 모두를 안전하게 돌보는 것에 집중해야 합니다. 개별적으로 서비스를 제공하기 어려운 우리나라의 현실에서 문제행동의 원인이 되는 상황을 만들지 않는 것에 집중하는 것도 문제행동이 심한 이용자와 함께 할 수 있는 중요한 방법이라고 생각합니다.

이용자에 대해 잘 모르는 사회복지사, 실습생, 자원봉사자의 경우 **어설프게 개입하는 과정에서 큰 사고가 발생**할 수 있습니다. 이용자에 대해 잘 모를 경우(큰 문제가 되지 않는 범위에서)에는 이용자가 원하는 것을 하도록 그냥 두는 것도 한 방법입니다.

이용자가 심각한 문제행동을 지속적으로 할 경우 종사자는 보호자에게 정신과적 개입을 요청드릴 수도 있습니다. 심각한 문제행동을 지속하면 이를 진정시킬 수 있는 약물이 필요할 수도 있기 때문입니다. 이용자에게 잘 맞는 약물을 복용하면 문제행동이 감소되고 심리적으로 안정감을 가지는 데 도움이 될 수 있습니다. 그러나 서로 간에 신뢰가 없는 상황에서 보호자에게 정신과 상담과 약물 복용의 필요성에 대해 이야기할 경우 문제가 될 수 있기 때문에 매우 신중하게 판단해야 합니다. 모든 약물은 부작용이 있기 때문에 신경정신과 전문의 감독하에 사용해야 하며 해당 약물의 효과와 부작용을 아는 것이 중요합니다. 약물 복용의 효과에 대해서는 많은 의견이 있습니다. 일부 보호자의 경우 약을 먹으나 안 먹으나 똑같다고 생각하여 임의로 중지하는 경우도 있습니다. 그러나 보호자의 판단에 의해 약물을 줄이거나 중지하는 것은 이용자의 문제행동에 부정적인 영향을 줄 수 있으므로 매우 조심해야 합니다.

예전 한 이용자의 경우 오랜 기간 신경정신과 약을 먹어 부작용으로 비만이 매우 심해졌습니다. 이용자의 어머니는 자녀가 (정신적으로) 양호한 것 같아 임의로 약을 끊었습니다. 며칠간은 큰 변화가 없는 것처럼 보였으나 2주가 지나자 갑자기 조증이 심각하게 발병하였습니다. 주간보호센터와 가정에서는 감당할 수 없을 정도로 심각한 상황에 이르게 되었습니다. 어머니의 나이도 80세가 넘는 상황에서 감당이 안 되어 결국 이용자는 지방의 한 거주 시설로 옮기게 되었습니다. 만약 약을 잘 먹었더라면 본인의 집에서 잘 지낼 수 있었을 텐데 하는 아쉬움이 있었으나 다른 한편으로는 안타깝지만 이 일을 계기로 평생 안심하며 거주할 수 있는 좋은 시설을 찾게 된 것은 아닌가? 하는 생각으로 다행이라고 생각하면서 위안을 삼았습니다. 이렇듯, 고령의 보호자가 자녀를 돌볼 수 없는 상황에 이르게 되면 거주 시설과 같은 곳으로 갈 수밖에 없는 현실(그나마 갈 곳이 있으면 다행)은 현재 장애인복지 현장에서 풀어야 할 매우 시급하고 중요한 과제라고 생각합니다.

약물은 적정량보다 과하게 복용하는 경우 해당 문제행동은 나타나지 않을 수 있으나 비만이 되고, 행동이 어눌해지거나 침을 흘리는 등의 부작용이 발생할 수 있습니다. 중요한 것은 **문제행동의 원인을 찾아내는 노력을 지속해야 하며 약물 사용은 단기간에만(전문의의 감독하에) 사용하는 것이 바람직하다는 것을 잊어서는 안 됩니다.**

문제행동으로 인한 사고 발생 시 대처

문제행동에 따라 발생할 수 있는 사고는 다양하며 사고 상황에 따라 대처하는 방법도 모두 다릅니다. 그러나 무엇보다 중요한 것은 이용자의 안전에 최우선을 두고 조치해야 합니다.

공격적인 행동이 심한 이용자의 경우 당사자의 안전과 주변에 있는 다른 사람의 안전을 고려하여 공격적인 행동을 하는 이용자를 빨리 분리하는 것이 필요합니다. 시설에서는 이용자를 분리할 수 있는 별도의 공간을 미리 마련해두는 것이 필요하며 이러한 **독립된 공간**은 문제행동이 심한 이용자가 안정을 취할 수 있는 귀중한 공간이 됩니다.

시설을 이용하는 모든 이용자는 오늘 하루를 즐겁고 행복하게 보낼 권리가 있으며 종사자는 이용자 모두가 행복한 하루를 보낼 수 있도록 도와야 합니다. 이에 문제행동을 하는 이용자와 다른 이용자들을 분리하는 것도 필요한 조치라고 생각합니다.

별도의 공간(안정실)에서의 휴식(Break)은 이용자가 심리적 안정을 취하는 데 도움을 줍니다. 안정실에서 본인이 원하는 것을 하거나 혼자 있는 시간을 통해 안정감을 가질 수 있습니다. 안정실은 이용자가 편히 쉴 수 있는 소파, 안락한 의자, 편안한 조명과 음악이 필요합니다. 또한 벽면과 바닥은 위험하지 않도록 해야 합니다.

그러나 안정실 안에서도 흥분되어 제지가 어려우면 **조기 귀가하도록 조치하는 것도** 좋은 방법이 될 수 있습니다. 집으로 가는 도중 안정감을 가질 수 있으며 본인이 편하고 익숙한 집에서 쉬는 것이 서로에게 도움이 될 수 있습니다. 만약, 이동을 거부할 경우 그 장소에서 바로 **브레이크(쉼)**를 가지는 것도 좋은 방법입니다. 개입하기보다는 잠시 그대로 두는 것도 한 방법입니다. 본인이 원하는 것(울고, 소리 지르기 등)을 하도록 그냥 두는 것입니다. 그러나 다른 이용자들이 불안해할 수 있으니 문제행동을 하는 이용자는 그곳에 두고 **다른 이용자는 더욱 안전한 다른 장소로 이동**하도록 해야 합니다.

문제행동을 하는 이용자의 안전이 우려되거나 다른 이용자의 안전이 우려될 경우 불가피하게 신체적인 제지가 필요할 수 있습니다. 그러나 과도한 신체적 압력이 가해지지 않도록 해야 합니다. 캐나다 사례에서도 이야기했듯이, **신체적 제지는 법적으로 문제가 될 수 있다는 것을** 반드시 기억해야 합니다. 다른 사람의 안전을 위해 어쩔 수 없이 이용자를 제지할 수밖에 없는 경우 제지하는 방법도 중요합니다. 등 뒤에서 껴안듯이 잡는 동작은 이용자가 머리를 뒤로 받으면 종사자의 안면 부위가 심하게 다칠 수 있어서 매우 조심해야 합니다. 흥분한 상태에 있는 이용자에게 등을 보이거나 바닥의 물건을 잡는 등의 행동은 밀침이나 눌림으로 인해 허리나 목을 심하게 다칠 수 있는 위험이 있습니다.

흥분한 상태에 있는 이용자를 정면에서 주시하면서 대처해야 합니다. 문제행동이 심한 이용자와 함께하기 위해서는 절대적으로 개별적인 접근이 필요합니다. 만약 문제행동이 너무 심할 경우 한 명이 아니라 두세 명이 함께 개입해야 합니다.

종사자 인원이 적은 소규모 시설에서 문제행동이 심한 이용자를 일대일로 개별 지원 하기는 어렵습니다. 그러나 생각을 달리 할 필요도 있습니다. 문제행동이 매우 심한 이용자를 한 명 돌보기 위해서는 별도의 종사자를 채용하여 지원하는 것도 하나의 방법이 될 수 있습니다. 비록 현실적인 어려움이 있을 수 있으나 우리가 생각할 수 있는 가능한 모든 방법을 동원하려는 노력이 필요할 수 있습니다. 영국의 경우 문제행동이 심한 **한 명의 이용자를 위해 3명의 종사자가 돌봄 서비스를 제공**하기도 합니다(SCIE[4] 영상에서도 Stephen을 돌보기 위해 3명의 종사자가 일하는 모습을 볼 수 있음).

SCIE라는 기관에서 제공하는 영상에서 보면 Jim Mansell 교수는 문제행동이 심한 발달장애인을 돌보기 위해서는 개별화된 서비스가 반드시 필요하다는 것을 강조해서 말하고 있습니다. 문제행동이 심한 이용자를 집단에서 돌보는 것을 생각하지 말고 개인에게 초점을 맞추어 필요한 맞춤형 서비스를 제공해야 함을 강조합니다(SCIE 동영상).

초기에 문제행동을 적절하게 대처하지 못할 경우 상황은 더욱 심각해질 수 있습니다. 이에 상황이 발생하면 **즉각적으로 보호자에게 연락하고 필요한 조치에 대해 함께 상의하면서 진행해야 합니다.** 문제행동으로 인한 사고 발생 시 기관에서는 심한 경우 해당 이용자가 더 이상은 시설을 이용하지 못하거나 휴식 기간(Break time)을 일정기간 가지기도 합니다. 기관에서 직원들만으로 이루어진 사례 회의나 시설장의 독단적인 결정으로 이러한 결정을 해서는 안 됩니다. **규정에 명시된(만약**

---

4) Challenging behaviour and learning disabilities: independent living(SCIE)

규정이 없다면 규정이 필요함) 공정한 절차를 이행해야 합니다. 만약, 규정과 절차에 의해 이러한 조치가 이루어지지 못한 경우 장애인 인권 침해 문제가 될 수 있습니다.

사고 발생 시 기관은 이용자의 보호자 및 외부인사들로 구성된 특별위원회를 구성하여 사고에 대해 적절한 조치를 하는 것이 바람직합니다. 특별위원회를 구성하여 가장 합리적이고 적절한 조치를 찾아내는 것도 한 방법입니다. 지역에 장애인인권센터가 있으면 관할 장애인인권센터에 사고처리를 의뢰하여 함께 처리하는 것도 좋은 방법이 될 수 있습니다. 또한 내부 인력으로 구성된 위원회는 공정성에 있어 문제가 될 수 있기 때문에 반드시 외부인사가 참여해야 합니다.

추가적으로 문제행동이 심한 이용자에 대한 심리 치료적 지원이 필요합니다. 의사소통에 어려움이 있는 경우 심리 치료가 어려울 수 있으나 최대한 심리적인 지원을 고려해야 합니다. 의사소통이 가능한 경우라면 심리 검사와 분노조절 치료와 같은 심리치료를 지원해야 합니다. 돌봄을 주로 수행하는 사회복지사가 치료교육과 같은 개입을 하는 것은 바람직하지 않을 수 있습니다. 치료는 전문적인 능력을 갖춘 전문가가 수행하는 것이 맞으며 돌봄을 위주로 하는 사회복지사는 돌봄에 집중할 수 있도록 해야 합니다. 사회복지사가 운전도 하고 요리도 하고 청소도 하고 심지어 치료까지 수행해야 하는 구조가 된다면 돌봄 영역에서도 문제가 발생할 수 있기 때문입니다.

또한, 담당 종사자에 대해서도 심리적 지지가 필요합니다. 왜냐하면 문제행동이 심한 이용자를 대처하는 과정에서 종사자도 심각한 심리적 어려움을 겪기 때문입니다. 이에 적절한 심리 지원 방안을 제공해야 하며 **담당 종사자가 다쳤을 경우 기관에서는 가능한 모든 지원을 아끼지 말아야 합니다.** 종사자가 다쳤을 경우 기관에서는 유급휴가를 지자체와 법인과 상의하여 지원해야 하며 산재가 필요한 경우 이를 적극적으로 지원해야 합니다. 4일 이상 요양이 필요할 경우 요양 서비스를 신청할 수 있으며 보상이 필요한 경우 관련된 보상을 신청할 수 있습니다. 기관에서는 종사자가 업무 중 발생한 산업재해 사실을 알고도 은폐할 경우 법적인 처벌을 받을 수 있기때문에 종사자의 산업재해 요청에 대해서는 적극적으로 지원해야 합니다.

함께 생각해보기
- **중증 발달장애인의 문제행동에 대한 이상적인 모델(SCIE 영상)에 대하여**
  중증 발달장애인의 문제행동 원인 중 하나인 의사소통의 어려움은 자신의 의사를 분명히 표현하는 법을 배우지 못했기 때문으로 보았습니다. 상대방의 주의를 끌기 위해 상대방을 때리거나 비명을 지를 수 있습니다. 이러한 문제행동에 대해 상대방이 호의적인 반응을 보이면 그 문제행동이 강화됩니다.

  사례1〉 Andrew
  Andrew는 어릴 때는 머리카락을 잡아당기고 커튼을 잡아당기는 정도였지만 나이가 들면서 물건을 부수고 집어 던지는 파괴적인 행동을 하게 되었습니다. Andrew 어머니의 해결법은 '라이프 스타일 계획'을 작성하는 것이었습니다. 라이프 스타일 계획을 통해 Andrew가 좋아하는 것과 싫어하는 것을 알아낼 수 있었습니다. 라이프 스타일 계획에서 Andrew의 문제행동을 줄이기 위한 방법은 일상의 패턴에 충실할 것을 강조하고 있습니다. 갑작스러운 일이나 일상의 패턴에서 벗어난 비일상적인 상황이 생기면 Andrew는 불안하게 되고 결국 문제행동으로 연결될 수 있는 것으로 보았습니다. 또한 '라이프 스타일 계획'을 작성하면서 일상의 작은 경험도 지식으로 체계화시킬 수 있었습니다. 예를 들어 Andrew 그릇을 씻자 물건을 집어 던지는 것을 보고 '아.. 더 먹고 싶었구나!'라는 사실을 알게 되는 것입니다.

  사례2〉 Stephen
  오랜 기간 병원에서 생활하다가 탈시설화로 지역사회에 나오게 된 Stephen을 지원하기 위한 방안은 독립된 숙소를 제공하고 지원팀(3:1 케어- 종사자가 3명)을 통해 개인의 욕구와 필요를 충족시킬 수 있는 서비스를 제공하는 것입니다.

- 중증 발달장애인 가족에게 필요한 지원에 대하여

첫째, 가족에게 실제적인 지원(주간서비스, 연중무휴로 지원하는 서비스, 전화를 통한 상담(코칭), 문제행동 발생 시 두 명의 지원 인력 파견 등)

둘째, 가족이 필요로 하는 짧은 휴식(휴가)가 필요합니다. 매우 힘든 일을 하는 사람들에게는 휴식(휴가) 시간이 정기적으로 주어지듯이 중증장애인을 돌보는 어려운 일을 해내는 가족에게는 정기적인 휴식(휴가) 시간이 필요합니다. 그러나 중증장애 자녀를 가진 부모들은 아들이나 딸을 돌보고 있어서 짧은 휴식 서비스를 누릴 수 없습니다(사람들은 잠깐 쉴 수 있는 서비스를 이용하라고 말하지만, 아들이나 딸을 돌보는 일은 자녀의 건강과 안전에 심각한 문제가 발생할 수 있는 어려운 일이기에 제대로 된 휴식 시간을 가지기 어렵습니다). 이러한 측면에서 볼 때 중증장애 자녀를 안심하고 맡기고 마음 편하게 쉴 수 있는 휴식(휴가) 서비스 제공이 매우 중요하고 필요합니다.

셋째, 미숙련 종사자는 상황을 더욱 악화시킬 수 있기 때문에 문제행동이 심한 중증발달장애인에 대한 돌봄에 있어 미숙련 종사자의 개입은 제한해야 합니다. 문제행동이 심한 이용자에게는 경험 많은 숙련된 종사자가 필요하며 이를 위해서 발달장애인 전문가 그룹과의 지속적인 교류의 필요성을 강조하고 있습니다.

- 중증 발달장애인의 문제행동에 대한 이상적인 모델을 요약하면

발달장애를 가진 사람들은 의사소통하는 데 어려움이 있기 때문에 이에 대한 좌절감으로 문제행동을 일으킬 수 있습니다. 종사자는 이용자가 좋아하는 것과 싫어하는 것을 알고 있어야 합니다. 무엇보다 중요한 것은 이용자와 의사소통하는 방법을 알고 있어야 하며 도전적 행동을 유발할 수 있는 요인을 모두 알고 있어야 합니다. 일관된 개별화 지원은 도전적 행동을 줄이는 데 도움을 주며 이용자의 삶의 질 향상에 도움을 주기 때문에 필요합니다. 그리고 발달장애인의 가족은 실제적인 도움(Practical)과 유연한 지원(flexible support) 그리고 휴식(short break)에 대한 지원이 필요합니다. 또한, 문제가 되는 환경적인 요인을 개선하는 것은 도전적인 행동을 줄이는 데 매우 중요한 요소가 될 수 있습니다.

* Youtube를 통해 위의 내용을 동영상으로 확인할 수 있습니다(SCIE).
Challenging behaviour and learning disabilities: independent living

chapter 8

응급처치

♣ 장애인 시설에서 일어나는 사고와 질병은 대부분 작은 상처에 밴드를 붙이는 정도의 작은 사고나 감기와 같은 일반적인 질병들입니다. 그러나 발달장애인은 위험에 노출되기 쉽다는 점을 항상 기억하고 있어야 합니다. 사고는 언제나 발생할 수 있다는 점을 생각하며 긴장하면서 근무해야 합니다. 예상치 못한 큰 사고와 질병에 대처할 수 있는 능력을 갖추고 있어야 하며 그중에서도 가장 기본은 응급처치를 할 수 있는 능력입니다.

지적장애를 가진 40세의 김상희(가명) 씨가 아침에 주간보호센터에 등원하고 얼마 지나지 않아 갑자기 코피가 나기 시작했습니다. 지혈해도 멈추지 않자 담당 사회복지사는 당황하여 상희 씨 어머니에게 전화했습니다. 상희 씨 어머니는 새벽에도 코피가 났었는데 아침에 보니 괜찮은 것 같아 센터에 보냈다고 이야기했습니다.

코피가 멈추지 않자 어머님의 동의를 얻어 인근 이비인후과로 달려갔습니다. 병원에 가기 전 미리 지적장애를 가진 이용자의 특성과 진료대기 시간 등을 문의하였습니다. 다행히 환자가 많지 않으니 빨리 오라고 해서 가장 가까운 이비인후과로 갔습니다. 의사에게 새벽에 코피가 났었다는 것과 센터에 도착한 이후 지금까지 코피가 멈추지 않는다는 것을 이야기했습니다. 의사 선생님은 현재 복용 중인 약이 있다면 알려달라고 하셔서 어머니와 통화하여 현재 복용 중인 약 이름을 의사 선생님에게 알려드렸습니다. 약 이름을 들은 의사 선생님은 원인을 알 수 있을 것 같다며 오랜 기간 통증약을 복용하면 부작용으로 코피가 멈추지 않을 수 있다고 하였습니다. 다행히 병원에서 치료를 받은 이후 코피는 멈추었고 휴식이 필요한 것 같아 일찍 귀가했습니다.

위의 사례는 발달장애인과 함께하는 곳이라면 언제든지 발생할 수 있습니다. 만약 사고가 발생하더라도 절차에 따라 잘 대처하면 피해를 최소화할 수 있을 것입니다. 종사자에게는 이처럼 갑작스러운 사고와 질병에 대해 침착하게 대처할 수 있도록 평소 응급처치에 관한 교육이 필요합니다.

발생할 수 있는 큰 사고와 질병 그리고 응급처치

사고와 질병에 대처하기 위해 종사자는 **응급처치** 교육과 훈련을 필수적으로 받아야 하며 실제로 응급처치를 할 수 있어야 합니다. 선진국의 경우 장애인 시설이나 유아 및 노인을 돌보는 시설에서 일하는 종사자는 반드시 응급처치(First Aid) 교육을 받도록 규정하고 있습니다. 또한, 주기적으로 재교육을 받아야 합니다. 우리나라도 일부 시설에서는 응급처치 교육을 강조하고 있으나 대부분의 시설에서는 응급처치 교육을 형식적으로 하는 것은 아닌가?라는 생각이 듭니다.

종사자에 대한 응급처치(First Aid) 교육에 대한 강화가 필요합니다. 현재, 장애인과 함께 하는 시설의 모든 종사자는 의무교육으로 직장 내 성희롱 예방 교육, 개인정보보호 교육, 퇴직연금, 인권 교육, 아동학대 신고 의무자 교육 등을 받도록 하고 있습니다. 이러한 교육과 함께 이용자 안전에 관한 교육으로는 응급처치(First Aid) 교육도 필수로 해야 할 것입니다. 만약 종사자가 응급처치에 대한 교육을 받지 못했다면 관리자에게 응급처치 교육을 받을 수 있도록 요청해야 하며 관리자는 모든 종사자가 응급처치 교육을 받고 실제적인 응급처치 능력을 갖출 수 있도록 지원해야 합니다.

시설에서는 큰 사고와 질병이 언제든지 발생할 수 있습니다. 예를 들어 낙상으로 인한 부상(머리를 부딪치거나 골절이 생기는 경우 등), 화상, 심각한 출혈, 발작, 질식이나 천식 등으로 인한 호흡곤란, 감전, 눈에 심각한 부상 발생, 매우 높은 발열, 의식불명, 장기간의 구토 등입니다.[19]

종사자라면 **호흡 곤란**(Problems with breathing), **질식**(Choking), **연하곤란**(Dysphagia), **의식상실**(Loss of consciousness),**뇌전증**(Epilepsy), **심정지**(Cardiac arrest), **심각한출혈**(Severe bleeding), **골절 의심**(Suspected fractures), **화상**(Burns and scalds)과 같은 상황에 긴급하게 대처할 수 있는 응급처치 능력을 갖추고 있어야 합니다. 또한, 장애인 시설에서 비치하는 **구급상자**는 항상 최상의 상태를 유지해야 하며 구급상자를 정기적으로 점검하여 유통기한이 지난 약품은 교체하고 부족한 약품은 새로 채워놓아야 합니다.

의료용 일회용 장갑을 눈에 보이는 곳에 항상 비치하여 필요할 때 수시로 사용할 수 있어야 합니다. 특히, 응급처치하기 전에는 반드시 일회용 장갑을 착용하고 응급처치를 해야 합니다. 응급처치가 완료한 이후에는 종사자가 감염되지 않도록 조심해서 장갑을 잘 벗어서 버려야 하며 절대로 재활용해서는 안 됩니다. 일회용 장갑을 사용한 이후에는 손을 비누로 깨끗하게 씻어야 합니다.

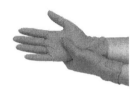

* 동영상을 통해 일회용 장갑을 벗는 방법을 익히는 것이 필요합니다.

(proper removal of contaminated gloves라고 검색하면 많은 동영상을 확인할 수 있습니다).

장애인복지 시설에서는 만약의 사고를 대비하여 응급처치에 대한 기본 지침을 마련하는 것이 필요합니다. 이 지침에는 종사자의 역할분담(응급처치 담당자, 연락담당자, 대피담당자 등)과 응급연락처 준비, 응급처치에 관한 지식과 기술 익히기, 상비 약품 관리, 응급상황 대처에 대한 보호자동의서 등이 포함되어 있어야 합니다.[20]

응급처치가 필요한 사례를 알아보도록 하겠습니다.

① 기도질식 - 하임리히법(Heimlich Maneuver)

기도가 이물질로 폐쇄되어 질식 상태에 빠졌을 때, 즉 기도에 이물질이 있을 때 응급처치 방법입니다. 질식 상태가 계속되면 호흡이 불가능하여 뇌사상태 또는 사망의 가능성이 있음으로 신속한 응급조치가 필요합니다.

YouTube에서 '소중한 생명을 살리는 하임리히법 성인 편' 또는 영어로 How to Give the Heimlich Maneuver(First Aid Training)와

같은 영상을 통해 자세한 실행 방법을 볼 수 있습니다. 그러나 실제로 적용할 수 있는 능력을 갖추는 것이 중요하기 때문에 종사자는 전문 교육기관을 통한 실제적인 교육과 훈련을 수행해야 합니다.

② 인공호흡과 심폐소생술(CPR : Cardiopulmonary Resuscitation)
심장과 폐의 활동이 멈추어 호흡이 정지되었을 때 실시하는 응급처치입니다. 심폐소생술은 심장마비가 발생했을 때 인공적으로 혈액을 순환시키고 호흡을 돕는 응급치료법입니다. 심폐소생술은 심장이 마비된 상태에서도 혈액을 순환시켜, 뇌의 손상을 지연시키고 심장이 마비 상태로부터 회복하는 데 결정적인 도움을 줍니다.

YouTube에서 '심폐소생술 교육 영상', '자동제세동기 사용법' 또는 영어로 How to Perform CPR video와 같은 영상을 통해 자세한 실행 방법을 볼 수 있습니다. 자동제세동기를 사용 시에는 주변 사람들이 환자에게서 떨어져 있는지 다시 한번 확인하고 기계를 작동해야 합니다. 그렇지 않으면 접촉하고 있는 사람에게도 전기가 함께 흘러 위험할 수 있기 때문입니다. 실제로 적용할 수 있는 능력을 갖추는 것이 중요하기 때문에 종사자는 전문 교육기관을 통한 실제적인 교육과 훈련을 수행해야 합니다.

환자의 반응확인
 - 여보세요 괜찮으세요?
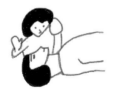
반응(의식)이 없으면 큰 소리로 주변 사람을 지정하여
 - 119에 신고해주세요
 - 자동심장충격기를 가져와 주세요
호흡을 확인하여 호흡이 없거나 비정상적이면 즉시 심폐소생술을 실시한다.

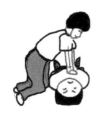

30회 가슴 압박을 시행
깍지를 낀 두 손의 손바닥으로 환자의 가슴을
30회 가슴 압박을 실시한다.
(압박 깊이 5cm, 소아는 4~5cm)
(압박속도는 분당 100~120회)
구급대원이 올 때까지 가슴 압박 지속
* 일반인은 인공호흡을 하지 않는 것이 바람직

　YouTube에서 호주 본다이 비치에서 맥박도 없고 숨도 쉬지 않은 한국 학생을 해양 인명구조 팀이 심폐소생술과 제세동기로 5분 만에 구하는 영상을 볼 수 있습니다. 영상을 보시면 심장압박을 얼마나 세게 하는지 그리고 제세동기를 사용하는 모습 등 실제 모습을 보실 수 있습니다(Youtube 검색 - Bondi Lifeguards Resuscitate Korean Tourist Ryan Kim / Dead for 5 minutes!)

③ 연하곤란(삼킴 장애, Dysphagia)
　연하곤란(삼킴 장애)은 음식을 씹고 삼키는 것이 어려운 것으로 뇌졸중이나 기타 신경계 질환 환자에게 흔히 발생합니다. 사레가 자주 들거나, 음식을 먹거나 먹은 후에 기침이 날 수 있고, 음식물을 한쪽으로 흘리거나 침을 많이 흘리고, 음식물을 삼키지 않고 입안에 물고 있는 등의 증상이 나타날 수 있습니다. 주된 원인으로 뇌졸중 등 뇌혈관계 질환을 들 수 있으며, 이 외에도 신경학적인 마비로 인한 장애, 식도 부위의 암, 수술, 폐색 등으로 인한 기계적인 장애, 그리고 기타 약물 사용 등으로 발생할 수 있습니다. 삼킴 장애가 있는 경우 물이나 음식의 섭취량이 갑자기 줄어들어 탈수 상태나 영양불량 상태에 빠지기 쉽고, 음식물이 기관지로 잘못 들어가 폐렴이 발생할 수 있습니다. 따라서 음식물을 안전하게 섭취하면서 균형적이고 다양한 식품을 섭취하여 좋은 영양 상태를 유지하는 것이 중요하므로, 이용자의 적응 정도에 맞게 음식의 농도와 질감에 변화를 주는 등의 적절한 영양관리가 필요합니다.[21]

노인분들 먹는 것에 대한 고민(서울 OO 노인복지 시설에서 인터뷰 中)

저희는 이제 경관식을 콧줄이라고 하잖아요. 경관식 어르신들이 꽤 있으시니까요. 그런 분들이 계시고 그 다음 단계는 영양죽이라고 해서 식사에 나오는 모든 것을 믹싱하는 거예요. 믹싱식인 것이지요. 믹싱식이지만 반찬은 따로 드려요. 믹싱한 것중에 밥도 있고 반찬도 따로 드려요. 영양식으로 만든 믹싱식은 흡수가 잘 되어 연화 곤란이 있으신 분들에게 적합해요. 그 다음 단계가 죽 단계예요. 죽에다 썬 반찬 또는 믹싱한 반찬을 드릴 수도 있어요. 매우 종류가 다양해요. 어르신의 기능에 따라서 밥보다는 죽을 드셔야 되는 상황인데 어르신이 끝까지 밥을 드시겠다고 하면 좀 약간 반반씩 드리기도 하고 그렇게 끝까지 고집하시는 분들 계시잖아요. 음식물이 걸려서 폐렴 걸리는 확률이 높으니까 어르신들이 좀 선생님들은 되게 작은 반찬이나 아주 작게 썬 반찬이나 이런 거를 드리고 있어요. 일부 어르신은 또 싫어하시는 분도 계시잖아요. 그래서 상황에 따라서 어르신이 선호하는 거에 따라서 좀 맞춰드리려고 노력하고 있어요.

조금 현장에서는 더 많이 겁이 나니까 좀 겁을 많이 내는 편이고 관리자가 봤을 때는 어르신은 그냥 드셔도 될 것 같은데 너무 겁을 내는 거 아니야! 하는 차이는 있어요. 365일 3끼를 드시니까 한 사람이 온종일 지켜가면서 식사하시는 것을 지켜볼 수 없는 경우가 많아요. 혼자서 사실 드실 수 있을 것 같은데(내가 보기에는 드실 수 있을 것 같고. 어르신도 드시고 싶어 하는데 드시다 문제가 발생할 수 있을까) 못 드리는 경우가 있어 그런데 하여튼 종류는 굉장히 다양해요. 형태가 어르신에 따라서 거의 대부분 맞춰드리려고 해요. 거의 상황에 맞춰서 획일적으로 이렇지는 않아요. 식사를 침대에서 드시는 경우도 있고 그러나 대부분은 나와서 밖에 나와서 드시고 대부분은 같이 드시고 계세요. 그리고 억지로 드시게 하기보다는 기다리는 것이지요. 좀 오래 걸리는 분들도 계시죠. 식사가 한 시간 막 걸리는 분들도 계시면 그런 분들은 그냥 천천히 나중에 드시게 하고 있어요

발달장애인의 경우 음식물을 삼키는 데 어려움이 있는 사람이 비장애인에 비해 많기 때문에 이용자의 개별적인 섭식 능력에 맞는 적절한 음식을 제공해야 합니다. 삼키는 데 어려움이 있는 이용자는 의사의 진단과 처방이 필요할 수 있습니다. 시설에서는 이용자의 연하 능력에 맞는

적절한 식사 및 간식 제공과 충분한 시간을 배려하는 것이 필요하며 연하곤란 이용자의 경우 식사가 죽이나 우유 및 과일과 같은 음식에 치우칠 수 있기 때문에 다양한 영양소를 섭취할 수 있도록 적절한 음식을 제공할 수 있어야 합니다. 특히 연하 능력이 약한 이용자에게는 식사 시 개별적인 지원이 필요합니다. 편하게 식사할 수 있도록 조용하고 편안한 장소를 먼저 배려해야 하며 식사 시간도 넉넉하게 제공해야 합니다. 직원이 식사 시간에 함께하는 것이 가장 바람직하나 만약 개별적인 식사 지원을 수행하기 어렵다면 봉사자 또는 사회복무요원과 같은 인력을 활용해서라도 개별적으로 식사 지원을 해야 합니다.

YouTube에서 '연하장애', '삼킴 장애' 또는 영어로 'Dysphagia Case Study - David L', 'NHS Dysphagia'와 같은 영상을 통해 자세한 실행 방법을 볼 수 있습니다.

④ 의식상실(loss of consciousness)

의식상실은 두부 외상시 고도의 의식상실(혼수)이나 간질발작 시 감각 상실, 소발작 시와 같은 단시간의 의식상실, 혈관 운동성 장애에 수반하는 실신(syncope) 등이 있습니다.[22]

실신은 전반적이고 일시적인 뇌 혈류의 감소로 갑자기 의식을 잃고 쓰러지지만 특별한 조치 없이 대개 수십 초 내에 저절로 완전히 의식을 회복하는 것을 말합니다. 실신은 다양한 요인이 존재하기 때문에 원인을 밝히기는 어렵습니다. 실신은 간질, 뇌진탕, 대사적 장애, 중독, 정신과적인 문제 등의 가능성을 고려해야 합니다. 실신의 감별을 위해서는 2가지를 확인해야 합니다. 첫째, 의식을 잃었는지와 둘째, 갑자기 발생하고 지속시간이 짧고 저절로 회복하였는지를 점검해야 합니다.

실신 직전에 발행하는 전조 증상을 느낄 때는 즉시 그 자리에 누워서 다리를 위로 올리고 수 분간 안정을 취하면서 천천히 심호흡하면 의식을 완전히 잃는 것을 방지할 수 있습니다. 누울 수 없는 경우에는 양다리를 교차한 상태에서 다리, 복부, 엉덩이 근육에 힘을 주거나 제자리에 쪼그리고 앉거나 양손을 꽉 잡고 팔 근육에 힘을 주어 당기는 방법을 사용하면 의식을 완전히 잃는 것을 예방할 수 있습니다.[23]

발달장애인의 경우 스스로 그러한 조치를 할 수 없기 때문에 종사자는 의식을 잃은 사람의 다리를 높게 위치할 수 있도록 의자에 발을 올리거나 두 손으로 의식을 잃은 이용자의 발을 높게 유지하는 것도 한 방법이 될 수 있습니다.

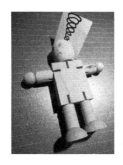

YouTube에서 '실신',' 또는 영어로 'First aid: loss of consciousness '와 같은 영상을 통해 자세한 실행 방법을 볼 수 있습니다. 또한, 리커버리 포지션(The recovery position) 영상을 통해 의식을 잃은 사람을 보다 안전하게 보호할 수 있는 방법을 익혀야 합니다(NHS Recovery position 영상)

⑤ 뇌전증(epilepsy)

일단 뇌전증에 의해 발작이 시작되면 정지시키지 못합니다. 경기가 시작되면 의식을 잃는 등 자신에 대한 방어능력이 없어지게 됩니다. 주위 사람들은 당황하지만, 대부분의 경련은 오래지 않아 저절로 멈추게 됩니다. 그러나 한번 시작된 경기가 오랫동안 지속하면 그 자체로 뇌손상을 초래할 수 있기 때문에 119를 불러야 할 수도 있습니다.

발작이 일어나는 순간에 이용자를 안전한 바닥에 눕히고 주변에 위험한 물건을 치워야 합니다. 돕는 종사자는 냉정을 잃지 말고 주변 사람들을 안심시키는 것이 중요합니다. 발작 중에는 혀를 깨물지 못하도록 하며 고개를 옆으로 돌리며 끈이나 넥타이 같은 것은 풀어서 느슨하게 해야 합니다. 뇌전증(간질)시 주의사항으로 발작 중인 이용자에게 물을 끼얹거나 입에 약이나 드링크제를 따라 넣어서는 안 됩니다. 또한 침이나 바늘로 손가락을 끝을 따거나 사지를 주무르는 행위는 경기를 억제하는 데 아무런 영향을 주지 못합니다.[24]

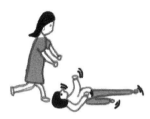

YouTube에서 'Seizure First Aid', "First Aid in Seizures"와 같은 영상을 통해 자세한 실행 방법을 볼 수 있습니다. 그러나 실제로 적용할 수 있는 능력을 갖추는 것이 중요하기 때문에 종사자는 전문 교육기관을 통한 실제적인 교육과 훈련을 수행해야 합니다.

장애인 단기보호센터에서 사회복지사로 일했을 때의 경험입니다. 이용자 중에 뇌전증이 심한 사람이 있었습니다. 발작 증세가 시작되었을 때 처음에는 정말 큰일이 났다고 생각하여 허리띠를 풀고 팔다리를 주무르며 물을 먹이려 했습니다. 이후 대처 방법을 알아보던 중 지인을 통해 의사 선생님께서 메일로 자료를 보내주셨습니다. 의사 선생님은 안심해도 된다고 하시면서 잠시 시간이 지나면 저절로 뇌전증 증세가 사라진다고 이야기해주셨습니다. 그 이후에는 뇌전증으로 인한 발작이 시작되더라도 더 편하게 대처할 수 있었습니다. 차량 이동 중에 또는 많은 사람이 있는 공공장소에서 뇌전증으로 인한 발작이 시작되면 위험하거나 난감할 수 있습니다. 뇌전증이 심한 발달장애인과 야외활동을 해야 할 경우에는 늘 대비 계획을 세우고 있어야 합니다.

주간보호센터 이용자 중 한 분은 몸 상태가 좋지 않으면 뇌전증을 심하게 하시는 분이셨습니다. 여름 캠프를 1박 2일로 갔는데 첫날 저녁 뇌전증이 심해져서 응급실에 실려 가는 사고가 발생했습니다. 저녁 식사를 마치고 이용자들이 모두 좋아하는 노래를 부르기 위해 노래방에 갔습니다. 피곤한 상태에서 노래방에서의 빠른 음악과 심한 조명 자극으로 평상시에도 뇌전증이 있던 이용자의 발작이 시작되었습니다. 잠시 후 멈출 줄 알았는데 30분이 넘어도 멈추지 않자 119를 불러 급하게 응급실에 가게 되었습니다. 이와 같이 뇌전증이 심한 이용자의 경우 캠프와 같이 몸이 피곤할 수 있는 상태에서 지나친 자극을 줄 수 있는 프로그램은 피해야 합니다. 뇌전증을 가진 이용자의 경우 그날의 건강 상태를 보고 참여 여부를 판단하는 것이 필요합니다.

⑥ 심정지(Cardiac arrest)

심장 박동이 정지해서 심장이 혈액을 방출할 수 없게 된 상태를 말합니다. 모든 심근이 수축하지 않고 심장이 완전히 정지된 상태의 '심장정지'와 심근이 불규칙-무질서한 수축을 하지만, 박동으로서 혈액은 말초로 방출할 수 없는 상태의 '심실 잔떨림'이 있습니다. 임상적으로는 뇌가 비가역적인 변화를 받는 순환 기능 상실을 심장정지라고 부르고 있습니다.[25]

심정지시 4분 이내에 심폐소생술을 시행하면 생존율이 높지만, 만약 4분이 지나가면 생존율이 낮아집니다. 4분의 골든타임 안에 반드시 심폐소생술을 시행해야 합니다. 이에 장애인 시설에서 일하는 종사자는 반드시 CPR을 할 수 있는 능력을 갖추고 있어야 합니다. 관리자는 종사자가 심폐소생술을 시행할 수 있는 능력을 갖출 수 있도록 지원하고 관리해야 합니다. 신입직원에게는 최대한 빨리 교육과정을 이수하도록 하며 경력이 있는 종사자는 주기적인 보수교육을 받도록 해야 합니다.

우리나라에서는 소방방재청, 국방부 산하 교육단체, 대한적십자사, 대한심폐소생협회, 대한인명구조협회, 산업안전교육원, 기타 학술단체 및 자원봉사단체 등에서 자체 개발한 교육프로그램을 시행하고 있습니다. 대한심폐소생협회 홈페이지(http://www.kacpr.org)에서 심폐소생술과 관련한 다양한 자료와 교육을 안내받을 수 있습니다.

⑦ **심각한 출혈(Severe bleeding)**

장애인 시설에서 큰 사고로 출혈(단시간에 많은 양의 피가 흘러나오는 경우)이 발생한 경우 즉시 119 구조 요청을 하며 쇼크 상태나 의식을 잃어버리지 않도록 응급처치를 해야 합니다.

맨손으로 상처 부위를 만지지 않도록 주의해야 하며(장갑 착용) 출혈이 멈추고 처치가 끝나면 반드시 손을 비누로 씻어야 합니다. 눈 상처, 이물질이 박혀 있는 상처, 두개골 골절의 경우에는 직접 압박하지 말아야 하며 피에 젖은 드레싱은 제거하지 말고 그 위에 새 드레싱을 덧붙여 압박해야 합니다. 10분 이내에 출혈이 멈추지 않는다면 압박의 강도가 약했거나 압박 부위가 잘못된 것이므로 압박 부위를 넓히고 강도를 더 세게 해야 합니다.

지혈은 가장 우선적이고 중요한 처치 방법입니다. 종사자는 감염으로부터 보호받기 위해 반드시 의료용 장갑을 착용해야 합니다. 만약 의료용 장갑이 없는 경우 거즈를 몇 장 겹치거나 비닐 랩, 비닐봉지 그밖에 방수가 되는 물질을 사용할 수 있습니다. 이용자가 스스로 압박하게 할 수도 있으나 발달장애인의 특수성을 고려하여 종사자가 이를 대신해야 할 수 있어야 합니다.

- 복부 상처는 칼, 유리 등에 의해 일어날 수 있으며 복부의 파열, 출혈 등으로 생명이 위독할 수 있습니다. 즉시 119로 구급 요청을 해야 하며 이용자를 편하게 눕히고 가능하면 무릎을 굽혀서 복근 수축을 방지해야 합니다. 박힌 칼이나 유리를 제거하지 말고 병원으로 이송 후 의료진이 제거하도록 해야 합니다.

- 손가락(발가락) 절단되었을 때에는 상처 치료도 중요하지만 잘린 손가락(발가락)도 병원에 가져가야 봉합이 가능합니다. 상처는 직접 압박하여 높이 올려 지혈하고 119구급 요청 시 절단 환자임을 알리며 절단된 손가락(발가락)은 비닐 주머니로 잘 싸서 얼음물로 재워서 병원으

로 가져가야 합니다. 잘린 손가락(발가락)을 병원으로 가져갈 때 주의사항으로 절단 부위에 물이나 솜이 닿지 않도록 해야 합니다. 생리식염수로 세척하고 거즈에 감싸 비닐에 넣은 뒤 밀봉한 이후 얼음물에 넣어 이동해야 합니다(절단 부위가 얼음물에 직접 닿지 않도록 주의). 절단 부위에 임의로 지혈제나 연고를 바르지 말아야 합니다.

YouTube에서 '출혈 시 응급처치', 또는 영어로 'First Aid: Bleeding heavily', 'Children First Aid: Bleeding'과 같은 영상을 통해 자세한 실행 방법을 볼 수 있습니다.

⑧ 골절(Suspected fractures)

골절이란 뼈에 금이 가거나 부러지는 것을 말합니다. 부서진 뼈에 의해 신경이나 혈관이 손상을 받을 수 있어서 심각한 상황을 일으킬 수 있습니다. 가벼운 골절이라도 반드시 전문의의 진단을 받고 치료해야 합니다.

골절 시의 증상은 다음과 같습니다.
- **부어오른다**(골절이 있으면 출혈로 부어오르고 내출혈로 피부색이 변합니다).
- **만지면 아프다**(해당 부위가 몹시 아프고 약간만 손이 닿아도 매우 아픕니다).
- **변형이 있다**(좌우를 비교해보면 외형상 변형이 있을 수 있습니다).
- **똑똑 소리가 난다**(부러진 곳을 움직이면 뼈가 부딪혀 똑똑 소리가 들립니다).
- **움직일 수 없다**(통증 때문에 움직일 수 없다).

의사소통에 어려움이 있는 이용자의 경우 골절사고를 당해도 어디에서 어떻게 사고가 났는지 표현하지 못하는 경우가 많으며 아파도 표현하는 데 한계가 있기에 종사자는 이용자의 신체 상태를 잘 관찰해야 합니다. 이용자가 불편해하거나 아파하는 모습이 있다면 반드시 신체 상태를 꼼꼼하게 살펴보아야 합니다. 집으로 돌아간 이후 골절이 발견되었다면 여러 오해를 불러올 수 있으니 센터에서 골절을 발견해서 가정에 알려드린다면 보다 신뢰받는 센터가 될 수 있을 것입니다.

골절되었을 경우 중요한 것은 움직이지 않도록 하는 것입니다.

구급차가 오기 전까지 무리하게 움직여서는 안 됩니다. 단순 골절환자를 함부로 옮기다가 다친 곳을 건드려 부러진 뼈끝이 신경, 혈관 또는 근육을 손상시키거나 피부를 뚫어 복합골절이 되지 않도록 해야 합니다. 특히 목뼈와 허리뼈를 다친 경우 무리하게 움직일 경우 하반신이 마비되는 등 심한 손상을 입을 수 있기 때문입니다.

골절 부위에 출혈이 있으면 직접 압박으로 출혈을 방지하고 부목을 대기 전에 드레싱을 먼저 시행해야 합니다. 뼈가 외부로 노출된 경우 억지로 뼈를 안으로 밀어 넣으려 하지 말고, 만약 뼈가 안으로 다시 들어간 경우에는 반드시 119 구급대원이나 의사에게 알려주어야 합니다. 골절 환자를 가능한 한 움직이지 않게 해야 합니다. 환자를 편안하게 해 주고 손으로 지지하여 더 이상의 외상과 통증을 유발하지 말아야 합니다.

나이가 들어가는 발달장애인이 많아지는 상황에서 골절의 위험은 더욱 커지고 있습니다. 많은 발달장애인이 40대가 넘어가면서 신체적으로 매우 허약해지기 때문입니다. 운동을 많이 하지 않아 근력이 약한 상태에서 작은 충격으로도 골절이 될 수 있기 때문입니다. 경기도의 한 장애인주간보호센터(정원 30명)에서는 매년 2~3명이 골절로 병원에 입원하거나 치료를 받은 이용자가 발생하고 있습니다. 이처럼 발달장애인과 함께 하는 시설에서는 골절을 매우 조심해야 하며 이용자의 근력을 키울 수 있도록 노력해야 합니다.

YouTube에서 '골절 시 응급처치', 또는 영어로 'First Aid: broken bone', 'borken leg'와 같은 영상을 통해 자세한 실행 방법을 볼 수 있습니다.

⑨ 화상(Burns and scalds)

화상은 열에 의해 피부 세포가 파괴되거나 괴사 되는 현상을 말하며 열 손상이라고 합니다. 끓는 물, 화염, 온찜질, 질산이나 황산 등의 화학약품, 일광, 전기나 방사선에 의해 발생합니다. 화상 응급처치는 원인 물질을 제거하고 상처 부위를 10분 이상 찬물로 충분하게 식히면서 씻어내며 세균 감염을 막기 위해 깨끗한 수건 등으로 감싸고 전문가의 도움을 받아야 합니다. 잘못된 응급처치로 민간요법(소주 등의 알코올 사용, 된장 사용, 감자 오이 등 사용)은 감염 등의 문제를 일으킬 수 있어서 사용해서는 안 됩니다. 화상 관련 의약품을 비롯한 일반 의약품 사용도 전문가와 상의하여 사용해야 합니다. 얕은 화상은 대부분 자연적으로 치유가 가능하기 때문에 상처 치료제가 오히려 상처를 지연시킬 수 있습니다. 일반 소독 의약품의 사용도 전문가와 상의하여 사용해야 합니다. 알레르기 반응 등 접촉성 피부염 등의 합병증을 유발할 수 있습니다.[26]

YouTube에서 '화상 시 응급처치,' 또는 영어로 'First Aid: Burns and scalds', 'First aid for a burn'과 같은 영상을 통해 자세한 실행 방법을 볼 수 있습니다.

chapter 9

안전한 환경과 사고에 대처하기

♣ 사고와 질병 발생 시 대처하는 능력을 갖추는 것도 중요할 수 있으나 그보다 중요한 것은 사고나 질병이 발생하지 않도록 안전한 환경을 만드는 것입니다. 작은 사고라도 발생하면 그 원인을 정확하게 파악하여 다시는 그러한 사고가 발생하지 않도록 근본적인 문제를 제거해야 합니다. 그러나 사고와 질병 발생을 막기 위해 최선의 노력을 기울여도 막을 수 없는 경우도 있습니다. 종사자는 예상하지 못한 큰 사고와 질병이 언제나 발생할 수 있기 때문에 항상 큰 사고와 질병에 대처할 수 있는 응급처치와 관련된 능력을 갖추고 있어야 합니다. 사고 이후에 대처할 수 있는 보험 가입과 기록 및 보고 등에 대해서도 알고 있는 것이 중요합니다.

안전한 환경 만들기(Creating a Safe Environment)

안전한 시설 환경을 만드는 것은 이용자의 안전에 있어서 가장 기본이 되는 부분입니다. 아래 사항을 참고하여 안전한 환경을 만들 수 있도록 고민하고 반영해야 합니다. 직원들과 주기적으로 환경개선 사항에 대한 회의를 진행하여 반영하는 노력이 필요합니다.[19]

① 플러그 소켓

플러그 소켓은 플라스틱으로 된 커버로 막아두며 일정한 간격을 두고 전기점검을 해야 하며 누전 차단 콘센트를 설치하는 것이 바람직합니다 (화장실과 싱크대에 연결된 콘센트는 누전 차단 콘센트로 교체 필요).

② 표시가 없는 약

모든 약은 서비스 이용자들이 접근하지 못하는 곳에 두어야 하며 필요 없는 약이거나 유통기한이 지난 약 또는 라벨이 표시되어 있지 않은 약은 폐기해야 합니다. 약을 구매하거나 받은 즉시 관련된 정보를 담은 라벨을 부착해야 합니다.

③ 규격품 사용과 전기 허용량 및 조도 준수

난방을 위해 전기히터, 전기장판 등 전열 용품을 사용할 수 있습니다. 장애인 시설에서는 전열히터와 같은 화재위험 용품은 사용하지 않는 것이 바람직하나 불가피하게 사용해야 한다면 규격품을 사용해야 합니다. 과부하 과전류로 인한 전기화재 위험을 막기 위해 전기코드를 묶거나, 멀티탭끼리 연결하여 사용하지 말아야 하며 오래된 멀티탭은 주기적으로 교체해야 합니다. 또한, 오랜 시간 사용 시 뜨거워지는 전구는 LED와 같이 밝고 안전한 전구로 교체해야 하며 부적절한 와트의 전구를 사용하면 과전류로 위험할 수 있으니 전등 소켓에 사용 가능한 와트의 전구를 사용해야 합니다. 희미한 조명은 감각(시각, 청각 등) 기능에 어려움이 있는 발달장애인에게 매우 위험할 수 있습니다. 특히 주차장과 같은 곳은 조도 기준을 준수해야 합니다. 턱과 같은 곳에 걸려 넘어질 경우 큰 사고로 이어질 수 있기 때문입니다.

④ 화상 주의

냉온수기와 같이 뜨거운 물이 나올 수 있는 기구는 반드시 안전장치를 해야 합니다. 사고 사례로, 3세의 다운증후군 남자아이가 00 복지관에 설치된 전기 냉온수기에서 급수된 온수에 의해 화상을 입었습니다. 냉온수기 및 정수기의 온수는 매우 주의해야 합니다. 온수 누름 장치에 안전 보조 장치가 없는 경우 반드시 안전 보조 장치가 있는 것으로 교체해야 합니다. 안전을 생각한다면 복도와 같이 공용으로 사용하는 공간에서는 온수를 차단하는 것도 바람직합니다. 온수가 위험하다는 것에 대한 안내 문구를 그림 형태로 부착하여 발달장애인도 잘 알 수 있도록 해야 합니다.

화장실 세면대 등의 온수는 너무 뜨거운 물이 나오지 않도록 조절하는 장치를 설치하는 것도 바람직합니다. 온수의 온도가 60도 이상을 넘지 않도록 조절하는 것이 필요합니다. 온도조절 장치를 설치하거나 뜨거운 물이 나오지 않도록 뜨거운 물 잠금장치를 설치해야 합니다. 다리미와 글루건 등을 사용 중에는 자리를 벗어나서는 안 되며 사용하지 않을 때는 전원을 끄고 차가워진 상태로 안전한 곳에 보관해야 합니다.

⑤ 너무 많이 열리는 창문

창문이 너무 많이 열릴 경우, 이용자가 떨어질 수 있기 때문에 창문은 평상시 항상 잠겨 있어야 하며 열리더라도 약간만 열리도록 해야 합니다. 창문은 이용자들이 열거나 닫을 수 없도록 해야 합니다.

⑥ **출입문 관리**

출입문은 항상 잠겨 있어야 하며 서비스 이용자가 열거나 닫을 수 없도록 해야 합니다(특히 센터를 벗어나려고 하는 성향이 있는 서비스 이용자의 경우). 출입문 손잡이는 문 위쪽에 이중으로 설치하여 이용자가 문을 열고 나가지 않도록 하는 방법도 필요합니다. 모든 방문자가 들어오고 나갈 때는 문이 잘 닫혔는지 점검해야 하며 방문자 기록 노트에 출입을 기록하도록 해야 합니다.

⑦ **위험한 물건과 액체 보관**

날카로운 물건(칼이나 가위 등)은 반드시 이용자가 접근할 수 없는 안전한 곳에 보관해야 하며 주방용품들이 보관된 수납함은 이용자의 손이 닿지 않도록 해야 합니다(평상시 자물쇠로 잠그는 것이 필요합니다). 또한, 독성물질(세제, 알코올 등)과 성냥, 라이터 등 발열 물질은 반드시 이용자가 접근할 수 없는 안전한 곳에 보관해야 합니다.

예전 복지관에서 있던 사고입니다. 자폐성 장애를 가진 남자아이가 환경미화원이 청소 카트를 화장실 앞에 두고 화장실 안에 들어가 청소를 하던 중 청소 카트 위에 있는 세제를 먹고 응급실에서 위세척을 받았습니다. 어느 곳이나 청소 등을 위해서는 어쩔 수 없이 각종 세제와 청소용 약품 등을 사용합니다. 그러나 이러한 독성물질을 청소 카드에 놓고 사람이 없는 채로 방치하는 경우가 많이 있습니다. 일부 발달장애인의 경우 이러한 약품을 먹는 것으로 오해할 수 있습니다. 그렇기 때문에 장애인시설에서는 독성물질을 보관하고 관리할 때 반드시 잠금장치가 되어 있는 곳에 잠금 상태로 보관해야 합니다. 만약 사용을 위해 카트 등에 올려두고 사용할 경우 반드시 사용하는 사람이 주의를 기울이고 더욱 잘 관리해야 합니다. 카트도 잠금장치가 있도록 만들어 관리해야 합니다.

⑦ 안전한 물품 사용

이용자에게 위험이 되는 물건은 제거해야 하며 날카로운 모서리에는 안전 커버를 해야 합니다. 사고 사례로 발달장애를 가진 아동이 복지관에서 상담실 테이블의 유리 상판에 날카로운 모서리에 손이 베였습니다. 장애인 시설에는 기본적으로 유리 제품을 사용하는 것을 피해야 합니다. 창문의 경우 부득이하게 유리 제품을 사용해야 한다면 강화유리를 부착해야 합니다. 강화유리가 불가능하다면 유리에 안전필름을 부착하여 유리가 깨지더라도 큰 파편이 튀어 2차 피해가 발생하는 것을 예방할 수 있도록 해야 합니다. 각종 액자와 거울도 안전한 재질의 제품으로 구매해야 합니다. 액자는 유리가 아닌 플라스틱 재질이어야 하며 거울도 안전거울을 사용해야 합니다. 테이블 바닥에는 유리 대신 두꺼운 비닐 제품을 이용하는 것이 바람직합니다. 발달장애인 주로 앉아 있는 의자와 테이블은 안전한지 점검해야 합니다. 특히 의자는 바퀴가 있는 경우 앞에만 있는 제품이어야 하며 어느 정도 무게감과 안정감이 있는 제품을 사용해야 합니다. 너무 오래되거나 약한 제품은 교체해야 합니다.

⑧ 독성 물질(제초제 등)을 사용과 독성식물 주의

잡초 제거의 목적으로 제초제를 사용할 수 있는데 면역력이 약한 발달장애인 이용자의 안전을 위해서는 사용하지 말아야 합니다. 또한 독성 식물과 나무를 정원에 심거나 실내에서 키워서는 안 됩니다.

⑨ 시설환경 청결유지와 소독

장난감과 인형 등 이용자가 자주 사용하는 물품과 시설 내부는 주기적으로 소독해야 합니다. 특히 주방과 화장실은 매일 청소하여 청결하게 유지해야 합니다. 살균 소독을 위해 락스와 같은 유해물질을 사용할 경우 창문과 문을 개방하여 환기를 시킨 다음 마스크와 고무장갑을 착용하고 청소해야 합니다. 또한 모든 쓰레기는 즉각적으로 안전하게 버려 이용자가 잠재적인 독성물질에 노출되지 않도록 해야 합니다.

⑩ 음식물 보관

음식물은 반드시 적정 온도에 보관해야 하며 상했을 우려가 있는 음식은 즉시 버려야 합니다. 시설에서는 집단급식을 하는 경우가 많습니다. 음식을 배식이 끝난 후 남은 음식을 냉장고에 보관하는 때도 있습니다. 그러나 음식 위생과 안전을 고려하여 아깝더라도 모두 폐기하는 것이 바람직합니다. 냉장고에 보관하다 상한 음식을 먹게 되었을 때 발생할 수 있는 사고위험이 너무 크기 때문입니다. 냉장고에는 김치와 같이 상하지 않는 음식과 유통기한이 표시된 음식만 보관해야 합니다.

⑪ 미끄럼 및 부딪침 방지

젖은 바닥은 바로 깨끗하게 치워야 합니다. 특히 화장실은 미끄럼 방지 매트 등을 깔아 절대 미끄러지지 않도록 해야 합니다. 시설 내부에 휠체어와 물건 등은 방치하여 이동중 부딪쳐 다치는 일이 없도록 항상 안전한 곳에 보관해야 합니다. 이동의 편의와 안전을 위해 실내외, 계단 및 화장실 등에 미끄럼 방지 안전 손잡이를 설치해야 합니다.

발달장애인에게 가장 흔한 사고 중 하나가 낙상이나 미끄러짐 사고이기 때문에 걸려 넘어지거나 미끄러질 수 있는 위험요소(넘어질 수 있는 턱, 젖은 바닥, 찢어진 매트 등)를 제거하고 바닥 안전매트와 손잡이를 만드는 노력이 필요합니다. 이러한 위험방지 노력과 동시에 이용자에게 실내화 착용이나 서빙화 착용 등과 같은 미끄럼 방지 방법을 적용하는 것도 고려해 보아야 할 것입니다.

야외에서의 사고예방과 안전관리

야외 활동 전 참여하는 이용자의 건상상태와 당일 컨디션을 잘 확인
해야 하며 건강상태와 컨디션이 좋지 않은 이용자는 야외 활동을 피해
야 합니다. 세부적인 설명은 다음과 같습니다.

① 이동시 차도에 떨어진 안전한 곳으로 이동

야외에서 이동할 때는 최대한 차도에서 떨어진 안전한 곳으로 이동해
야 합니다(이때 인솔하는 종사자는 차가 다니는 쪽에서 인솔하며 이용
자는 차도에서 떨어진 더욱 안전한 곳으로 이동하도록 해야 합니다).

② 야외 활동 시 애완동물 접근 주의

산책과 같은 야외활동을 할 경우 개와 같은 애완동물을 만나는 경우
가 많습니다. 이용자의 안전을 위해 애완동물에 접근하는 것은 피해야
합니다. 예를 들어 개를 좋아하는 이용자의 경우 갑자기 개에게 달려갈
수 있습니다. 이러한 이용자의 돌발적인 행동을 개는 주인을 위협하는
행동으로 볼 수 있어 이용자를 공격할 수도 있습니다. 또한 개를 무서
워하는 이용자의 경우 개를 피해 차도와 같은 위험한 곳으로 도망칠 수
있는 위험이 있기 때문에 야외에서는 개와 같은 동물을 피하는 것이 바
람직합니다.

③ 야외활동에 앞서 날씨에 맞는 의복과 필요한 물품들을 사전 준비

야외활동을 하기 전 그날의 기상예보를 확인하고 적당한 외출복, 비
상약, 선크림, 비상연락 전화번호, 음료수 등을 챙겨야 합니다. 만약의
사건(이용자가 용변의 실수를 하는 경우 등)이 발생할 경우를 대비하여
여분의 옷과 물티슈, 약 등을 챙겨야 합니다. 야외 활동에서 종사자가
주의를 기울여야 하는 부분이 대소변의 문제입니다. 이동 동선에 화장

실 위치를 반드시 확인해서 긴급 상황 시 이용할 수 있어야 하며 중요한 것은 여별의 옷을 모든 야외 활동 시에는 반드시 챙겨야 합니다. 일상적인 패턴이 아닌 야외에서의 변화된 활동으로 이용자에게 신체적 정신적 문제가 발생할 수 있습니다. 특히 평상시 먹지 않는 음식을 갑자기 많이 먹게 되면 속에 탈이 나서 토를 하거나 설사를 하는 경우가 종종 발생합니다. 그러한 용변 실수의 상황 시 갈아입을 수 있는 여별의 옷과 약을 충분히 준비해야 합니다.

④ 물가에서 활동 시 주의

물가를 산책하거나 이동해야 할 경우 철저하게 주의를 기울여야 합니다. 이용자 중에는 물을 매우 좋아하여 무작정 물속으로 뛰어드는 사람도 있습니다. 독일의 한 시설은 이용자들과 호숫가를 산책할 때는 구명조끼를 입혀서 산책한다고 합니다. 그만큼 물가에서 이동하거나 활동할 때는 언제 어떠한 일이 발생할지 모르기 때문에 철저하게 대비하고 있어야 합니다.

⑤ 야외활동시 이용자 비율

서비스 이용자와 종사자의 비율은 서비스 이용자의 수와 수준에 맞추어 고려해야 합니다(야외 활동 시 종사자 한 명이 두 명 이상의 서비스 이용자를 돌보지 않도록 해야 함). **종사자 한 명이 최대한 이용자 2명까지 함께하기를 지키는 것이 바람직합니다.** 야외 활동을 하게 되면 소수의 종사자가 다수의 이용자와 함께 하는 경우가 종종 발생합니다. 시설에서는 반드시 외부활동을 하는 이용자의 숫자와 돌보는 숫자를 고려해야 합니다. 만약 돌보는 사람이 많지 않다면 외부 활동을 할 수 있는 이용자의 숫자를 줄여야 합니다. 종사자 한 명이 두 명 이상의 이용자를 맡지 않도록 관리해야 합니다. 종사자 한 명이 두 명의 이용자를 돌보는 것까지는 가능할 수 있습니다. 그러나 그 이상이 될 경우 긴급 상황이 발생하면 적절하게 대처할 수 없기 때문입니다. 만약 긴급 상황(만약 이용자가 자리에서 움직이지 않으려고 할 경우 등)이 발생하면 프로그램을 진행하기보다 현 위치에서 이용자의 안전을 최우선으로 고려하고 지원인력을 시설에 요청하는 등의 긴급대처가 필요합니다. 외부에서 문제 상황 발생 시 적절하게 대처할 수 있도록 자체적인 시스템을 마련하는 것이 필요합니다.

⑥ 야외 활동 장소 사전 답사

처음 방문하는 야외 장소는 반드시 사전 답사를 해야 합니다. 안전에 위험이 되는 것이 무엇인지 파악하고 철저하게 대비할 수 있어야 합니다. 물가에서의 활동, 차도와의 근접, 화장실 위치, 경사로 등을 알고 있어야 합니다. 식당을 이용할 경우 인솔자는 직접 식사를 해 보아야 발생할 수 있는 문제점을 파악할 수 있습니다.

⑦ 야외 활동 시 담당자의 역할

야외 활동 시 이용자를 맡은 담당자는 이용자를 일대일로 철저하게 보호해야 합니다. 서비스 이용자가 잠시 한눈을 파는 사이에 잃어버리는(missing) 사고를 당할 수 있기 때문입니다. 사람들이 붐비는 장소는 가능한 피해야 합니다. 사라짐에 대비하여 서비스 이용자의 이름과 비상연락처를 기록한 이름표를 부착해야 합니다. 특히 **사람이 많은 공공 화장실 이용 시에는 많은 주의를 요구합니다.** 야외 활동에서 자주 사고가 발생하는 장소는 고속도로 휴게소와 같은 공공 화장실입니다. 이용자와 함께하는 담당자가 화장실을 이용할 때 위험한 상황을 초래할 수 있습니다. 공공 화장실 밖에서 아니면 함께 화장실에서 이용자를 잘 보아야 한다는 것을 잊지 말아야 합니다. 만약 돌보는 담당자 본인도 화장실을 이용해야 하는 경우 다른 사람에게 본인이 담당하는 이용자를 부탁하고 다녀올 수 있도록 해야 합니다.

⑧ 안전한 교통 이용을 위한 사전 점검

안전한 교통이용을 위해 사전 점검해야 할 사항은 다음과 같습니다. 첫째, 여행자 보험 가입, 둘째, 안전하게 운전하는 기사인지 확인(평판 조회 등), 셋째, 버스 대여 시 차량 연식 확인(오래된 차량의 경우 사고의 위험이 높기 때문에 10년 이상 노후한 차량은 피하고 **5년 이내의 신차 위주로 대여**), 넷째, 당일 운전기사의 컨디션 확인, 다섯째, 출발 전 안전벨트 착용 등을 잘 점검해야 합니다.

안전 계획 (Planning for Safety)

서비스 이용자의 안전을 위해 가장 중요한 것 중 하나가 안전 계획입니다. 이에 안전계획은 반드시 서비스 이용자의 수준을 고려해야 합니다. 안전계획은 사고 발생 시 어떻게 대응할 것인가? 와 안전에 관련된 사항 그리고 안전 규정을 포함하고 있어야 하며 시설에서는 자체적으로 시설에 적합한 안전 계획을 종사자와 함께 수립하고 적용할 수 있어야 합니다. 안전 계획에는 이용자의 개별적인 위험요소가 포함되어야 합니다. 개개인에 대한 위험요소(음식 알레르기 등)를 모든 종사자는 알고 있어야 합니다. 또한 비상시 연락해야 하는 전화번호(경찰, 소방서, 병원, 슈퍼바이저 등)를 알고 있어야 하며 비상시 조치 방법과 응급조치를 할 수 있어야 합니다. 안전 관련 장비는 주기적으로 점검하여 최상의 상태를 유지해야 하며 안전 장비를 구매하기 전에 이용자에게 안전한 제품인가를 확인해야 합니다. 이용자에게 사용되는 장비는 모든 직원이 그 사용법을 잘 알고 있어야 합니다. 안전 훈련은 이용자의 수준과 능력을 고려하여 만약 높은 수준의 관심이 요구되는 이용자의 경우에는 더 높은 수준의 지원을 제공해야 하며 스스로 이동과 대피가 가능한 이용자에게는 대피할 것을 정확하게 지시하여 스스로 잘 대피할 수 있도록 해야 합니다.

사고와 질병 발생 시 대처

사고(사건)가 발생하지 않으면 가장 좋겠지만 불행하게도 이러한 사고는 언제든지 발생할 수 있습니다. 그러므로 종사자는 사고(사건) 발생 시 적절하게 대응할 방법을 알고 있어야 합니다. 예를 들어 이용자가 높은 곳에서 떨어져 머리를 다쳐 피를 흘리는 사고가 났다고 가정해보면, 처음으로 해야 할 일은 사고를 당한 이용자를 응급처치하면서 즉시 119에 연락하여 사고 내용을 전달하는 것입니다. 만약 종사자가 당황하여 초동 조치를 위한 골든 타임을 놓치게 되면 돌이킬 수 없는 큰 사고로 이어질 수 있습니다. 실제로 사회복지사 초년 시절 함께하는 장애인이 몸을 지탱하던 유리가 깨지면서 아래로 떨어져 크게 다친 사고가 있었습니다. 당시 머리를 지혈하면서 119에 전화를 걸었는데 너무 당황하다 보니 센터 주소를 제대로 이야기할 수 없었습니다. 간신히 센터 주소를 기억해내어 이야기했지만 지금 생각해보아도 정말 아찔한 순간이었습니다. 그 이후에는 제가 가는 곳마다 119에 전화하는 순서와 이야기해야 하는 문구를 벽에 부착해서 만약 이러한 위급 상황에서 저나 다른 종사자가 당황하면 그 부착표를 가져와 보면서 119에 전화하려고 준비하고 있습니다.

발생할 수 있는 모든 상황을 가정하여 각 상황에 맞는 구체적인 행동 절차를 매뉴얼로 만들며 실제로도 훈련하는 것이 필요합니다. 예를 들어 화재대피 훈련을 실제로 수행하면 이용자 개개인의 특성을 정확하게 파악할 수 있습니다. 느리게 움직이는 사람도 있고 놀란 상황에서 급하게 대피하다 간질이 발생할 수 있는 사람도 있으며 어떤 사람은 움직이지 않고 자기 자리에서 주저앉는 사람도 있습니다. 이러한 각자의 특성을 사전에 파악하여 적절한 대비책을 마련하는 것이 필요합니다. 또한 실제 훈련을 통해 휠체어가 필요한 이용자와 업고 이동해야 하는 이용자 그리고 이동하지 않고 안전한 장소로 대피해야 하는 이용자를 파악할 수 있어야 합니다. 무엇보다 중요한 것은 항상 이용자를 잘 보아야한다는 것입니다. 특히 **의사소통에 어려움이 있는 이용자에 대해서는 더욱 세심한 관찰과 주의가 항상 필요합니다. 종사자는 등원 후, 하원 전 그리고 수시로 이용자의 상태를 확인해야 합니다.**

사고(사건)에 발생에 대처하는 직원의 자세

이용자와 관련된 사고(사건)가 발생했을 때 **진심으로 이용자와 가족의 관점에서 고민하고 이용자 중심으로 해결하고자 하는 노력이** 필요합니다. 사고(사건)를 낸 이용자 가족과 피해자 가족은 자칫 예민한 태도를 보일 수 있습니다. 종사자는 끝까지 침착함을 유지하면서 수용하고 소통하는 자세가 필요합니다. 사고(사건) 발생 초기에 종사자 또는 기관이 어떻게 대응했느냐가 향후 문제를 해결해나가는 데 중요하게 작용하기 때문입니다. 만약 누구의 잘못과 책임을 따지다 보면 옳고 그른 문제에서 벗어나 기분 나쁘다는 문제, 자존심의 문제로 옮겨질 수 있고 결국은 감정이 상하게 되어 문제를 해결하기 어려운 상황에 빠질 수 있습니다.

보험 가입

사고가 발생하지 않으면 가장 좋을 수 있으나 불가피하게 사고가 발생하기도 합니다. 사고 발생 시 보험에 의한 보상은 실질적으로 중요한 역할을 합니다. 왜냐하면 보험에 가입되어 있지 않은 상황에서 사고가 발생하면 병원 치료비와 보상에 있어서 힘든 상황에 부닥칠 수 있기 때문입니다. 기관 내에서 발생할 수 있는 사고에 대비하여 영업 배상책임

보험에 가입해야 합니다. 보험 가입 시에는 가장 높은 수준의 보상이 가능하도록 가입해서 인명사고와 같은 큰 사고가 발생했을 때 적절한 보상이 가능하도록 보험 한도를 최대한 높게 설정하여 가입하는 것이 바람직합니다. 외부활동을 할 때는 사전에 여행자 보험에 가입해야 합니다. 이용자와 자원봉사자를 포함한 모든 사람에 대한 보험에 가입해야 하는데 사회복무요원의 경우 관할 시군구에서 보험에 가입한 경우가 많으나 보험 여부에 대한 확인이 필요합니다. 종사자의 경우 산재보험에 가입되어 있어 업무 중 사고에 대해서는 보상이 가능하나 시설장의 경우 산재보험으로 처리가 어려운 경우가 있어 이에 대한 대책 마련도 필요합니다.

사고(사건)에 대한 기록과 보고

사고(사건)에 대한 기록을 남기는 것은 중요합니다. 이는 사고(사건)에 대한 사후 조치와 법적인 문제 발생 시 기록은 상황 설명에 대한 근거가 될 수 있습니다. 사고(사건)를 객관적인 입장에서 정확하게 기록하고 반드시 보호자에게 즉각적으로 알려야 하며 보호자에게 최대한 빨리 사고(사건)에 관해 설명하고 그 사고(사건)가 왜 일어났는지와 어떻게 기관에서는 조치하였는지에 대해 알리는 것이 중요합니다. 이러한 시기를 놓치게 되면 신뢰를 잃어버릴 수도 있습니다. 마치 시설에서 속이는 것처럼 보일 수도 있기 때문에 사실대로 최대한 빨리 알려야 합니다.

사고 발생 시 모든 상황을 증명해 줄 수 있는 객관적인 자료를 확보하는 것은 중요합니다. 이에 제삼자의 객관적인 목격 기록이나 상황을 설명할 수 있는 사진 또는 동영상 자료 등이 필요할 수 있습니다. 그러나 사진과 동영상 자료는 정보 보호에 관한 동의를 받는 등 법적인 절차를 수행해야 합니다.

종사자는 사건과 사고가 발생 시 기록하고 보고해야 하는 책임과 함

께 사건, 사고의 과정을 잘 기록하고 분석하여 이와 같은 사고가 다시는 발생하지 않도록 해야 하는 책임이 있습니다. 예를 들어, 이용자가 카펫에 걸려 넘어졌다면 사고 원인을 기록하고 분석하여 관리자에게 보고하고 관리자는 즉시 이용자가 넘어지지 않도록 카펫을 교체하거나 문제 된 부분을 수선해야 합니다.

반드시 기억해야 할 것은 경미한 사고도 즉각 보호자에게 알리는 것입니다. 만약 가해 이용자와 피해 이용자가 있으면 양쪽 보호자에게 사고 내용을 정확하게 알려야 합니다. 치료가 필요할 경우, 기관에서는 즉시 병원에서 치료를 받도록 조치하고 보호자가 올 때까지 안전하게 보호하고 있어야 하며 보호자 도착하면 사고에 대한 경위를 상세하게 설명할 수 있어야 합니다. 절대 병원 치료가 필요한데 방치하거나 다친 상태로 이용자를 가정에 돌려보내서는 안 됩니다. 비용이 들어가더라도 치료가 필요한 경우에는 최우선적으로 병원 치료를 해야 합니다.

이를 위해서 평상시 장애인복지시설은 **이용자와 가족에게 신뢰를 받을 수 있도록 제대로 소통하는 것이 중요합니다.** 주간보호센터를 이용하는 이용자가 귀가한 이후 몸에 상처나 멍이 든 것을 보호자가 발견한 보호자는 센터에 그 이유를 알기 위해 전화할 것입니다. 여기서 가장 중요한 것은 전화 받은 직원과 관리자의 태도입니다. 가장 좋은 것은 상처나 멍이 든 이유를 잘 알고 제대로 설명할 수 있다면 보호자들도 충분히 이해해 줄 것입니다. 그러나 이러한 상처에 대해 직원이 전혀 모르고 있거나 상처에 대해 알고 있으면서도 숨기는 것 같은 느낌을 준다면 정말 심각한 상황이 발생할 수도 있습니다. 만약 상처가 어떻게 발생했는지 모른다면 일단 시설에서는 이용자가 다친 것에 대해 사과하고 다시는 그러한 사고 발생하지 않도록 조치하는 것이 필요합니다.

나중으로 미루거나 성의 없는 자세로 임해서는 안 됩니다. 재발 방지를 위해서는 신속하게 바로 조치하는 것이 필요합니다. 정말 재발 방지를 위해 노력하는 모습과 실제적인 조치를 바로 해야 서로의 신뢰 위에서 올바른 안전조치를 할 수 있게 됩니다. **영국에서는 아래의 사건 사고에 대해서 보고하도록 규정**하고 있습니다.[27]

- 종사자의 유죄 선고(the conviction of a registered person)
- 경찰에 신고된 혐의-학대(abuse), 방치(neglect), 피해(harm) 등
- 서비스 이용자가 다른 이용자에게 가한 위협 또는 도전적 행동
- 서비스 이용자가 종사자에게 가한 위협 또는 도전적 행동
- 직원 수준이 CSCI[5]와 합의된 최소 수준 이하로 떨어지는 경우
- 이용자의 실종(missing)
- 잘못된 약 복용
- 이용자의 사망, 전염성 질병 발생, 심각한 부상, 도난 사고 등
- 종사자에 의한 위법행위에 대한 어떠한 혐의
- 경찰에 의해 조사되거나 보고된 어떠한 사건(incident)
- 종사자의 28일 이상의 부재

종사자는 위와 같은 사고가 발생하면 운영법인과 지도·감독을 수행하는 지자체에 즉시 보고해야 합니다. 이용자와 관련된 경우에는 반드시 해당 보호자에게 정확하게 설명해야 하며 민감한 사항의 경우 전화로 이야기했더라도 반드시 직접 만나 구체적인 내용을 설명하는 것이 필요합니다. 얼굴을 보고 이야기하는 것과 전화로 이야기하는 것은 큰 차이가 있기 때문입니다. 오해가 생기지 않도록 반드시 만나서 이야기해야합니다. 사고 발생 기록에 포함되어야 하는 내용은 다음과 같습니다. 대상자의 인적사항(이름, 생년월일 등), 발생일시, 기록자, 사건 및 사고의 종류, 사건 사고의 내용, 사건 및 사고의 결과, 기타 등이며 기록자의 서명, 관리자의 서명 등이 포함되어야 합니다.

---

5) The Commission for Social Care Inspection(CSCI)은 Health and Social Care Act 로 2003년 제정되어 2004년 4월부터 운영되었다.

chapter 10

다운증후군 치매와 발달장애인 뇌전증

♣ 성인발달장애인과 함께 일하는 사람은 항상 이용자들의 신체적 변화도 주의 깊게 살펴야 하지만 정신적인 변화에 더욱 민감해야 합니다. 다운증후군을 가진 사람이 중·고령 나이가 되면 치매에 걸릴 확률이 높아지며 발달장애인 중 상당수가 뇌전증(간질)을 가지고 있습니다. 발달장애인이 고령화되어감에 따라 치매와 뇌전증(간질) 같은 질병은 발달장애인에게 더욱 심각한 문제가 될 것입니다. 치매와 뇌전증(간질)과 같은 정신과적인 문제에 대해 종사자가 잘못 대처한다면 심각한 사고로도 이어질 우려가 있습니다. 이에 발달장애인과 함께하는 종사자라면 치매와 뇌전증(간질)에 관한 기본적인 지식을 아는 것이 필요합니다.

홍길동(가명) 씨는 55세의 주간보호를 이용 중인 다운인(다운증후군)입니다. 늘 활달하고 남들과 친근하게 잘 지내는 것으로 유명한데 최근 노모와 상담하던 중 정서·행동의 큰 변화가 있다는 것을 알게 되었습니다. 자다가 갑자기 일어나 옷장을 뒤지는가 하면 아무 이유 없이 밖으로 나가기도 한다는 것이었습니다. 화를 참지 못하고 성질을 내면서 어머니를 때리기도 했다고 말했습니다.

생각해보니 담당 사회복지사도 평소 온순한 길동 씨가 남에게 성질을 내는 등의 공격적인 행동이 많아진 것 같다는 생각이 들었습니다. 다운증후군을 가진 사람이 중년이 되면 치매 증세가 나타난다고 하는데 혹시 치매 증세가 시작된 것은 아닌가? 하는 생각이 들었습니다. 그러나 담당 사회복지사는 어떻게 치매에 대해 검사하고 조치해야 하는지 모르고 있었습니다. 종사자의 입장에서는 만약 길동 씨가 정말 치매라면 치매 증세는 과연 어떻게 진행되고 센터에서의 생활은 어떻게 해야 하는지 그리고 더욱 심해진다면 어떻게 대처해야 할지 걱정입니다.

중·고령 다운인이 있는 시설에서는 기존의 행동과 다르게 행동하는 다운인이 있다면 치매가 아닌가?를 의심하고 보호자의 동의를 받아 적절한 의학적 검사를 수행하는 것이 필요할 수 있습니다.

다운증후군을 가진 사람의 치매

치매에는 다양한 형태가 있으나 다운증후군을 가진 사람에게 있어 가장 대표적인 치매는 알츠하이머 치매입니다. 알츠하이머에 의한 다운인 치매는 30~39세에서 0~10%, 40~49세에서 10~30%, 50~59세에서 20~55%, 60~69세에서 30~75%에 이르는 것으로 나타나고 있습니다. 이는 65세 이상의 비장애인 인구 중 5%만이 치매인 것과 비교하면 높은 비율입니다.[28]

치매는 기질적인 장애로 정신 과정의 두드러진 감퇴, 잘못된 판단, 기억 내용과 과정의 손상, 사고의 경직성과 성격 변화의 특징을 가집니다. 대부분의 치매는 치료가 근본적으로 어려운 퇴행성 질환입니다. 대표적인 치매 유형인 알츠하이머 치매는 늦은 나이에 시작되는 뇌 조직의 퇴행성 질환, 건망증, 실행증(의도된 행동을 실행할 수 없는 능력), 실인증(대상들이나 친밀한 사람들을 알아보지 못하는 것), 실어증, 사고와 판단력의 손상, 지남력 상실, 기존의 성격 특성의 강화, 행동의 황폐화, 적응능력 상실을 초래합니다. 원인은 아직 확실하게 밝혀지지 않았습니다.[29]

알츠하이머에 의한 치매는 3단계로 진행됩니다.

첫 번째 단계는 초기로 점진적으로 나타나기 때문에 쉽게 알아차릴 수 없습니다. 최근 발생한 사건과 새로운 정보에 대한 기억에 있어 약간의 문제를 가집니다. 사회적 관계, 지역사회에서의 생활, 일상생활 기술능력이 저하되며 언어 사용과 올바른 단어를 찾는 것이 어려워집니다. 행동과 기분의 미세한 변화를 관찰할 수 있습니다.

두 번째 단계는 중기로 병이 진행됨에 따라 기억 손실은 더욱 현저하게 나타나고 친한 사람의 이름 또는 개인적인 정보를 잊어버릴 수 있습니다. 언어적 문제가 더욱 분명하게 나타납니다. 논리적인 대화를 유지하는 것이 어려워지고 방향, 지시 또는 익숙한 사물의 이름을 이해하는 데 어려움을 가지는 등의 인지적인 어려움이 관찰될 수 있습니다.

옷 입기와 개인위생을 제대로 수행하기 어려워지며 일반적인 물건에 대한 인식에 어려움을 가질 수 있습니다. 시간과 장소를 잘못 알거나 혼란스러워하게 되며 익숙한 환경에서도 자기가 가야 할 길을 찾는 데 문제가 발생할 수 있습니다. 성격과 행동에서 불안한 모습이 더욱 현저하게 나타납니다. 기분 변화로 눈물을 흘리는 상황이 늘어나며 활동에 대한 관심을 잃어버릴 수 있습니다. 이리저리 방황하는 것과 수면장애와 같은 불안 행동에 관한 문제가 증가할 수 있으며 환각과 망상 증세가 나타날 수 있습니다. 신체적 문제로 발작 발병과 이동성과 감정조절 능력이 감퇴할 수 있습니다.

세 번째 단계는 마지막 단계로 걷는 능력이 떨어지며 균형감각을 잃어버리게 되어 침대 생활을 하게 됩니다. 이 단계에서는 전적으로 돌봄이 요구되는 토털 케어가 필요하며 특히 폐렴에 의한 감염 위험이 증가합니다.

아직까지 알츠하이머 치매 증상을 치료하는 방법은 없습니다. 따라서 뇌의 기능 저하 속도를 늦추고 손상의 영향을 최소화하며 병이 진행되는 동안 삶의 질을 극대화하는데 목표를 두어야 한다고 영국다운협회는 말하고 있습니다. 다운인의 알츠하이머병에 의한 치매 관리는 약물 치료와 개별적인 지원 그리고 심리적 중재가 요구되며 약물적인 치료는 의사가 제시한 약물의 양을 절대 넘지 않도록 하는 것이 중요합니다.

다운인의 치매 지원을 위한 가이드로

첫째, 새로운 기술을 배우는 것보다는 현재의 기술과 기능을 유지하는 데 중점을 두어야 합니다. 기술을 잃어버리는 것을 막고 개인의 현재 기능을 유지하고 강화하는 것에 초점을 맞추어야 합니다.

둘째, 직접 모델이 되어 보여주거나 같이 행동하는 것이 필요합니다. 이에 일상적인 활동을 돕기 위해 직접 보여주거나 손을 잡고 같이 행동하는 것이 필요합니다.

셋째, 의사소통에 어려움이 있는 경우 이를 보완하기 위한 지원이 필요합니다.

넷째, 감정 불안과 불만을 최소화하기 위해 하루일과를 단순하게 해야 합니다.

다섯째, 환경 변화를 최소화하는 것이 필요합니다. **변화는 혼란을 줄**

수 있음으로 예측 가능한 익숙한 환경에서 생활하는 것이 중요합니다.

여섯째, 그날, 그 시간, 어디서 누구와 함께 있고, 무엇을 하는지 늘 다시 되새겨야 합니다.

일곱째, 기억하는 데 어려움을 겪는 초기에는 기억을 돕는 도구(다이어리와 시간표)를 적용하는 것이 도움이 됩니다.

여덟째, 의심하기와 망상과 같은 증상에는 안심시키기, 인내 및 방향 수정 등의 방법이 적용되면 도움이 됩니다.

아홉째, 좋아하는 것을 하면서 시간 보내기와 강점 강화 활동(예를 들어 장기 기억 훈련)을 유지하는 것이 필요합니다. 이와 같은 자극의 기회는 지속적으로 실시하는 것이 바람직합니다.

열 번째, 자존감과 긍정적인 자긍심, 삶의 질은 언제나 강조되고 촉진해야 합니다.

이러한 교육과 지원은 종사자와 보호자에게 중요합니다. 치매가 진단되었다면 종사자와 돌보는 사람에게 적절한 돌봄 관리기술을 배울 수 있도록 교육과 지원이 필요합니다. 또한, 사별과 말기 치료의 어려움을 잘 이겨낼 수 있는 지원이 필요합니다.[30]

미국에서 1999년 12월 1일부터 2003년 12월 1일까지 45세 이상의 다운증후군을 가진 사람 506명을 선정하여 2007년 1월 1일까지 매년 같은 대상자에게 동일한 조사 내용으로 종단 연구를 수행하였습니다. 조사를 거부한 7명을 제외한 499명에 대한 연구 결과 38.5%는 경도, 50.1%는 중도, 11.4%는 최중도 수준의 장애를 가지고 있었습니다. 499명 중 109명이 연구 수행기간에 사망하였으며 생존 분석을 통해 사망에 영향을 미치는 주요 요인을 분석한 결과 주된 사망원인은 치매, 이동 운동능력의 제한, 시각의 손상, 간질 등 이었습니다. 치매를 가진 다운인의 주된 사망원인은 육체적 건강악화와 호흡 합병증이었습니다. 그러나 치매가 아닌 다운인의 주된 사망원인은 심부전증이었으며 치매에 걸린 60세 미만 다운인의 사망률은 치매에 걸리지 않은 다운인의 사망률보다 6배나 높고 아포지방단백 E(ApoE)의 특정 유전자를 보유하고 있는 다운인은 그렇지 않은 사람에 비해 사망률이 1.6배 높았습니다. 고령의 다운인과 함께 하는 종사자는 주요 사망원인이 되는 치매와 노화, 이동성, 질병발병률(morbidity), 사회적 기술의 감소, 기능적 기술 감소에 대해 잘 알고 대처할 수 있어야 합니다.[29]

다운인의 알츠하이머 치매는 진단이 어려울 수 있습니다. 의사가 치매가 의심되는 다운인을 진단할 때 장애의 특성으로 인한 것인지 치매로 인한 것인지 구분하기 어렵기 때문입니다. 본인 스스로 의사 표현을 하는 데 어려움이 있는 경우 더욱 진단을 어렵게 합니다. 다운인의 치매에 대해 조기에 진단하고 치료하기 위해서는 보호자 또는 종사자가 평상시 행동 특성을 잘 관찰하는 것이 필요합니다. 만약 평소와는 다른 행동의 횟수가 늘어난다면 의사에게 관찰한 내용을 잘 기록했다가 전달해야 합니다. 치매에 대한 평가는 **관찰**이 매우 중요합니다. 오랜 기간을 함께 지내온 가까운 가족이나 직원이 변화를 관찰하고 기록(life story book) 해야 합니다. 과거에 무엇을 할 수 있었는데 지금은 할 수 없는 것들에 대한 변화를 잘 관찰하고 기록하는 것이 필요합니다. 예를 들어 기억력이 떨어졌거나 인지기능에 문제가 생기거나 옷을 입고 벗는 생활기술 등이 안되거나 온순한 성격이 공격적으로 변한 성격의 변화, 갑자기 울거나 웃는 기분변화, 배회, 문이나 휴지통 열기와 같은 치매 초기 증세를 보일 경우 이 내용을 잘 기록해서 병원에 치매검사를 의뢰할 때 보다 정확한 진단을 할 수 있는 자료로 제공할 수 있어야 합니다.

치매 진단이 매우 어려운 것은 노년기 증상과 혼동하여 잘못된 진단이 이루어질 수 있기 때문에 조심해야 합니다. 예를 들어 우울증, 갑상선 저하증, 시각과 청각의 상실, 사별과 같은 인생에서의 충격적인 사건, 기타 희귀질환과 유사하기 때문에 알츠하이머 치매에 대해서는 전문적인 검사와 진단이 이루어져야 합니다. 이를 위해 다운증후군을 가진 사람을 포함한 발달장애인을 대상으로 특화되고 전문화된 병원과 방문 진료 및 주치의와 같은 제도가 시행되어야 할 것입니다.[30]

다운증후군을 가진 사람이 알츠하이머 치매로 의심될 경우 지역의 치매안심센터에서는 인지장애로 볼 수 있는 다운증후군은 검사를 진행할 수 없다고 답변하는 경우가 많습니다. 3차 병원에서 치매 검사를 진행해야 한다고 안내받습니다. 3차 병원에서 뇌파검사 등을 통한 치매 검사를 진행하여 알츠하이머 치매 진단을 받게 되면 (급속하게 치매가 진행될 경우를 대비하여)요양원 및 요양병원 대기 및 입소가 가능할 수 있다. 또한, 노인성 질환으로 장애 요양등급을 받게 되면 장애인 활동보조 서비스(국민연금)는 받을 수 없습니다. 요양원에 가야 할 정도가 아닌 경우 최대한 장애인 활동보조 서비스를 받는 것이 바람직할 수 있습니다.

〈영국 다운협회에서 제시하는 알츠하이머 병의 진단에 대한 예시〉

가족이나 돌보는 사람이 다운인의 알츠하이머병으로 보일 수 있는 상황을 알게됩니다.

⇓

관찰되어진 변화의 원인에 대해 다양한 가능성에 대한 초기 평가와 심사를 위해 GP(의사)를 만납니다(다양한 가능성 – 시력과 청력평가, 갑상선 질환 검사를 위한 혈액검사 등).

⇓

만약 진단이 불확실하거나 조언이 필요하다면 발달장애를 가진 사람을 위한 지역사회팀에 미래 지원과 치료계획 수립을 의뢰합니다. 의뢰 시 다운인의 상세한 역사를 잘 아는 사람과 인지적 평가를 담당하는 사람이 관찰한 변화에 대해 설명할 수 있는 것은 제외합니다. 추가적인 뇌 검사 또는 혈액검사와 같은 평가와 조사를 통해 관찰되어진 변화를 설명할 수 있는 것은 제외합니다.

⇓

만약 알츠하이머병 진단이 이루어진 경우, '항-치매' 약물의 사용여부와 사회성기술의 손실 영향을 최소화하고 삶의 질을 극대화하기 위한 적절한 지원 계획을 수립합니다.

발달장애인의 뇌전증

뇌전증은 흔한 질환으로 일반적으로 100명에 한두 명 정도가 앓고 있으며 우리나라에서는 30~40만 명으로 추산됩니다. 뇌는 생각, 언어, 감각, 운동 등의 모든 기능과 신체 기관을 관장하며 이는 뇌세포 간의 미세한 전기신호로 이루어집니다. 전기신호가 어떤 원인에 의해서 뇌신경세포가 과도하게 흥분되거나 억제되면 신체의 일부나 전체가 의지대로 움직이지 않고 경련을 보이거나 의식을 잃게 되는 증상을 나타내며 이를 뇌전증 발작이라고 합니다.

발작(seizures)은 갑작스럽고 대개 일시적인, 정형화된 형태의 행동, 감정, 운동 또는 감각 기능 이상을 보이는 임상적인 사건들로 의식의 변화는 동반될 수도 있고, 동반되지 않을 수도 있습니다. 원인은 일련의 뇌신경세포들로부터 발생하는 비정상적인 과도한 동시성 방전 때문입니다. 뇌전증(epilepsy)은 유발요인이 없는 발작의 재발을 겪는 것입니다. 실제로는 두 번 이상의 자발적인 발작이 24시간 이상의 간격을 두고 일어나는 것을 의미합니다. 단 1회의 발작으로 끝나는 것은 뇌전증이라고 볼 수 없으며 간질 중첩증(status epilepticus)은 장시간의 발작, 또는 도중에 의식 회복 없이 발작이 반복되는 것이 30분 이상 지속하는 상황을 말합니다. 이용자가 뇌전증으로 발작 증세를 보이면 즉시 응급실에 가야 하는 것은 아닙니다. 대부분 몇 분이 지나면 자연적으로 회복되기 때문입니다. 그러나 하루에도 수회 이상 발작이 계속 반복되거나 의식이 없는 상태가 30분 이상 지속되면 뇌전증 중첩증(뇌전증 지속 상태)이므로 위급한 상황일 수 있으니 즉시 응급실로 가서 적절한 치료를 받아야 합니다.[31]

발작증세가 있다고 해서 모두가 뇌전증은 아닙니다

발열을 동반한 경련의 경우 열성경련(Febrile convulsion-소아의 경우 열에 의해 전기적으로 쉽게 흥분하기 쉬운 성향이 있어 열이 나면 경련을 하는 경우가 흔하게 나타납니다. 또한 뇌수막염에 대한 감별도 필요합니다. 배고픔이나 발한, 저체온의 경우 저혈당에 의한 발작이 있을 수 있으며 앉아있거나 누워 있다가 갑자기 일어날 때 실신(갑작스럽게 의식을 잃고 쓰러졌으나 스스로 곧 깨어나 정상으로 회복되는 경우)이 될 수도 있습니다. 식후에 환자가 목과 몸을 비틀거나 기침이 동반된 강직의 증상이 있는 경우 위 식도 역류일 수도 있습니다. 감정적으로 격앙된 사람이 심하게 울다가 호흡이 멈추면서 하는 발작 시 호흡 정지 발작으로 볼 수도 있습니다. 뜨거운 것을 먹기 위해 식히려고 입으로 불고 난 뒤에 또는 풍선을 불고 난 뒤에 팔이나 다리에 일시적으로 갑자기 힘이 빠지는 마비증세가 초기 증상으로 알려진 모야모야병을 의심할 수 있으며 어느 곳에 피 공급이 부족한지에 따라 간질 발작이 나타날 수 있습니다.[31]

발달장애인의 뇌전증 발생 비율

뇌전증과 지적장애(시그마프레스)에서는 약 30%의 지적장애를 가진 사람들이 뇌전증을 가지고 있는 것으로 보고 있습니다. 발달장애를 가진 사람의 뇌전증은 선천적인 뇌 이상, 발달상의 기형, 염색체 이상 등의 원인으로 발생할 수 있으며 외상, 출혈, 수술과 같은 출생 후 뇌 손상의 결과로도 나타날 수 있습니다. 영국 및 아일랜드 공동 뇌전증 협의회(The Joint Epilepsy Council of Great Britain and Ireland, JEC)의 보고서에 따르면 뇌전증 환자 5명 중 한 명이 지적장애 (Intellectual Disability, ID)가 있다고 기술하고 있습니다.

뇌전증 등으로 인한 발작 시 종사자의 대처

일반적으로 발작이 시작되면 아무것도 발작을 막을 수 없습니다. 발작이 시작된 이용자가 숨을 쉬고 있는지 확인하고 발작이 멈출 때까지 다치지 않도록 안전하게 보호하는 것이 중요합니다. 부분 발작이 있는 경우에는 특별한 간호가 필요하지 않으나 대발작인 경우에는 다음과 같은 도움이 필요합니다.[32]

전신 대발작 : 대개 발작은 몇 분 이내에 끝나기 때문에 병원 치료는 특별하게 필요하지 않습니다. 그러나 침착하게 종사자가 알아야 하는 몇 가지 사항이 있습니다. 먼저 이용자의 갑작스러운 발작이 시작되면 종사자는 조용하며 냉정을 잃지 않는 것이 중요합니다. 또한 이용자가 발작이 끝나 정신이 돌아왔을 때 주위에 있는 사람들이 긴장한 모습으로 있다면 그 모습에 더욱 놀라기 쉽기 때문에 주변에 사람들이 없도록 조치해야 합니다. 발작 중 이용자를 못 움직이게 손발을 꽉 잡거나 주무르는 것은 오히려 해로울 수 있습니다. 다만 혀를 깨물거나 질식이 안 되도록 고개를 돌려줄 필요는 있습니다. 넥타이 같은 것을 매고 있다면 느슨하게 풀어주는 것이 좋으며, 안경을 쓰고 있다면 제거해야 합니다. 발작 중에는 절대로 이용자의 입안에 뭔가를 넣어서는 안 됩니다 (입에 약이나 드링크제를 절대 넣지 말 것 - 우황청심환 등).

이용자의 타액이 입을 통해 자연스럽게 흘러나올 수 있도록 옆으로 돌려주어야 하며 발작이 일어나려는 이용자를 목격하면 즉시 바닥에 눕히고 주변에 딱딱한 물건 또는 날카롭거나 위험한 물건은 치워야 합니다. 일단 발작이 시작되면 멈출 수 없기 때문에 자연적으로 발작이 멈출 때까지 가만히 두며 옆에서 지켜주는 것이 필요합니다. 잠잘 때 주로 발작을 하는 이용자는 푹신한 베개를 베개하고 만약 발작이 일어났을 때는 베개를 빼내어 목뼈 골절을 예방해야 합니다.

경련 후에는 환자가 휴식이나 잠을 잘 수 있도록 하고 만약 발작이 5분 정도 이상 지속하거나, 의식의 회복 없이 발작이 반복적으로 계속될 때 또는 머리 부위에 손상이 있을 때는 병원으로 옮겨 응급치료를 받아야 합니다.

복합 부분 발작 : 이 경우에는 이용자가 경련 중이나 경련 후 정신이 없는 상태로 두리번거리거나 왔다 갔다 할 수 있습니다. 그러나 이용자가 이렇게 움직이려고 할 때 자연스럽게 움직일 수 있도록 해야 합니다. 강제로 움직임을 막지 말고 다만 주위에 날카롭거나 뜨거운 물체를 치워서 다치지 않도록 조치해야 합니다. 이용자가 움직이면 방해하지 않으면서 다치지 않게 따라다녀야 하고 발작이 끝나면 무슨 일이 있었는지 설명하고, 잠시 쉬도록 하는 것이 필요합니다.

발달장애인과 함께 하는 종사자라면 누구나 발작을 경험하게 됩니다. 그렇기 때문에 어떻게 대처해야 하는지에 대한 교육과 훈련이 필요합니다. 경험이 없는 종사자의 경우 멀쩡하던 이용자가 갑자기 뇌전증으로 발작을 시작하면 깜짝 놀라 온몸을 주무르거나 심지어 우황청심환 같은 것을 먹일 수도 있기 때문입니다. 대부분 5분 정도의 시간이 지나면 언제 그랬냐는 듯이 정상으로 돌아오지만 안타깝게도 많은 종사자가 교육이나 훈련을 통해 기술이나 지식을 알게 되는 것이 아니라 경험을 통해 대처 방법을 알게 되는 경우가 많습니다. 뇌전증에 의한 발작에 대처하는 방법에 대한 교육과 훈련은 발달장애인과 함께 하는 신입 직원에게는 꼭 필요한 교육입니다. 전문가(의사 등)에 의한 교육과정 마련과 시행이 필요하며 시설에서는 이용자 중 발작의 증세가 있는 사람이 있다면 사례 회의를 하고 관련 담당 의사 및 보호자와 상의하여 적절한 대처 방법을 모든 종사자가 숙지하고 적용할 수 있어야 합니다.

〈 뇌전증 이용자를 돕는 방법 〉

1. 침착하게 대응한다(Stay calm)
⇓

2. 주변을 둘러본다(Look around)
 - 위험한 물건이 있다면 멀리 떨어뜨려 놓는다.
⇓

3. 시간을 기록한다(Note the time)
 - 뇌전증이 시작한 시간을 기록
⇓

4. 함께 한다(Stay with them)
 - 만약 혼란스러운 상황이라면 위험으로부터 벗어날 수 있도록 조용하고 침착하게 안내

5. 머리 쿠션(Cushion their head)
 - 머리를 받칠 수 있도록 한다.
⇓

6. 붙들지 말 것(Don't hold them down)
⇓

7. 입에 아무것도 넣지 않는다(Don't put anything in their mouth)
⇓

8. 시간을 다시 점검(Check the time again)
 - 만약 5분 후에도 발작이 멈추지 않는다면 구급차를 불러야 함.
⇓

9. 발작이 멈추면 조치(After the seizure has stopped)
 - 호흡이 정상으로 돌아왔는지 점검하며 입이나 기도를 막고 있는 것이 없는지 확인한다.
 - 발작이 멈추었는데도 호흡이 어려우면 구급차를 불러야 함
⇓

10. 완전히 회복될 때까지 함께 있음
 (Stay with them until they are fully recovered)

(출처 : epilepsy society

https://www.epilepsysociety.org.uk/seizure-first-aid#.Xm8XR6gzaUl)

chapter 11

정신적 건강과 약물에 대한 이해

♣ 성인발달장애인과 함께 일하는 사람은 항상 이용자들의 신체적 변화도 주의 깊게 살펴야 하지만 정신적인 변화에도 더욱 민감해야 합니다. 발달장애인이 고령화되어감에 따라 우울과 불안과 같은 신경정신과적인 문제 발생이 증가해서 많은 발달장애인이 약물을 복용하고 있습니다. 그러나 약물이 어떻게 작용하고 부작용은 무엇인지 제대로 알고 있는 사람은 드문 것이 현실입니다. 발달장애인과 함께하는 종사자는 발달장애인의 정신적 건강에 대한 이해와 향정신성 약물에 대한 기본적인 지식을 알고 있어야 합니다.

발달장애인의 정신적 건강 문제와 약물에 대한 이해

발달장애인에게 서비스를 제공하는 365명(간호사 및 사회복지사)의 종사자를 대상으로 **우울증 대처 능력**에 대해 조사한 결과 대부분 제대로 대처할 수 없는 것으로 조사되었습니다.[33]

발달장애를 가진 사람의 정신건강 문제는 비장애인에게 나타나는 정신건강 문제와는 다르기 때문에 발달장애인의 독특한 정신건강과 행동변화에 대한 이해가 필요합니다. 장애인복지 시설에서 일하는 종사자는 발달장애인의 정신건강과 관련한 적절한 교육과 훈련을 통해 정확한 근거에 의한 개입을 할 수 있어야 합니다.

우리가 살아가는 이 시대는 발달장애인들이 유년기와 청년기를 거쳐 노년기에 진입하는 첫 번째 세대입니다. 앞으로는 발달장애인의 증가도 고려해야 하지만 치매, 간질, 우울증, 불안 등 정신적 건강 문제를 동반한 발달장애인의 고령 인구증가에 대한 준비도 필요합니다.

모스와 파텔의 연구에 따르면 50세 이상의 지적장애를 가진 사람의 11.4%가 우울증과 불안장애를 가지고 있으며 다운증후군을 가진 사람의 경우 44%가 치매 증세를 보이는 것으로 나타났습니다. 치매로 인한 행동변화는 우울한 모습과 이리저리 돌아다니기, 정신병적인 증세 및 공격적인 행동 등이 있습니다.[34]

치매에 대응할 수 있는 전문가가 부족한 상황에서 치매 전문가 양성을 위한 교육과 훈련이 필요하며 고령 발달장애인의 정신건강과 관련한 복합적인 문제에 대응할 수 있는 전문 능력이 앞으로 더욱 요구될 것입니다. 많은 발달장애인이 정신과적인 약물과 뇌전증 관련 약물을 복용하고 있으며 고혈압, 당뇨, 고지혈증, 진통제 등의 약물을 오랜 기간 복용하고 있습니다. 그러나 종사자의 경우 이용자가 약물을 복용하고 있다는 것은 알고 있으나 왜 약물을 복용하는지 약의 효과는 무엇인지, 그리고 부작용은 무엇인지 모르고 있는 경우가 많습니다.

앞으로 정신건강상의 어려움을 가지는 발달장애인은 더욱 증가할 것입니다. 이에 장애인복지 현장에서는 늘어나는 정신건강상의 어려움을 이해하고 적절하게 개입할 수 있는 종사자 교육과 훈련의 중요성이 더욱 커질 것입니다. 이러한 교육은 전문적인 부분이기 때문에 이 분야의 전문 의료인(정신과 전문의)을 통한 교육이 주기적으로 이루어져야 할 것입니다.

발달장애인의 정신과적인 약물 복용과 관련한 연구에서 도출된 내용은 다음과 같습니다. 첫째, 이용자가 약을 먹는 이유에 대해 돌보는 사람(종사자)은 대략적으로만 알고 있습니다. 둘째, 돌보는 사람(종사자)은 약물 부작용과 약물 복용의 효과가 무엇인지에 대해 잘 모르고 있습니다. 셋째, 돌보는 사람(종사자)이 알고 있다고 생각하는 것과 실제로 아는 것과는 차이가 있습니다. 넷째, 돌보는 사람(종사자)이 알아야 하는 약물에 대한 정보가 부족합니다. 다섯째, 다양한 약물에 대한 정보가 필요합니다. 여섯째, 약물을 대체할 수 있는 보다 다양한 대체 치료를 제공할 수 있어야 합니다.[35] 이처럼 종사자들이 발달장애인의 정신과적인 약물에 대해서 잘 모르고 있으며 보다 많은 정보가 필요함을 알 수 있습니다.

향정신적 약물과 관련해서 종사자가 알아야 하는 내용은 다음과 같습니다. 첫째, (발달장애인과 많은 시간을 함께 보내면서) 이용자에게 약물에 대한 핵심 정보를 전달해야 합니다. 둘째, 사용하고 있는 약물에 관한 최신 정보를 알아야 합니다. 셋째, 복용 중인 약물에 대한 교육과 훈련을 주기적으로 받아야 합니다. 넷째, 발달장애인의 욕구에 맞는 약물 정보를 제공할 수 있어야 합니다.[35]

신경정신약물에 대해 보호자들은 다음과 같은 염려를 하고 계십니다.

첫째, 정신과 약물은 졸리거나 축 처지게 만든다고 생각합니다. 사실 정신과 약물의 성분 중에는 졸리고 나른하게 하는 면이 있지만, 이는 약물의 용량이나 종류를 조절함으로써 해결이 가능합니다. 약물을 복용한 후 졸려한다면 항상 주치의와 상의하여 치료하는 것이 바람직합니다. **둘째, 보호자는 신경정신과 약물의 중독성을 걱정합니다.** 그러나 잘못된 선입견일 수 있습니다. 신경정신과에서 사용하는 약물은 종류가 다양합니다. 발달장애인에게 사용하는 약물은 습관성이나 의존성이 없고 장기 복용을 하더라도 안전하다고 알려진 약물만을 처방한다고 합니다. **셋째, 약물이 효과가 없다고 생각하기도 합니다. 발달장애인이 보이는 도전적 행동은 여러 가지 복합적인 원인으로 나타나는 경우가 많습니다.** 이에, 한 가지 약물로 모든 도전적 행동을 해결할 수 없는 경우가 많습니다. 일부 이용자의 경우 적합한 약물 처방으로 2~3가지의 약물을 함께 사용되기도 합니다.

보호자와 종사자의 신경정신과 약물에 대한 잘못된 편견으로 약물 복용을 거부할 경우 발달장애인의 기능 저하뿐만 아니라 시설을 함께 이용하는 다른 발달장애인에게도 피해를 줄 수 있습니다. 신경정신과 약물치료 경험과 문헌고찰에 의하면 거의 90%의 자폐아가 뇌전증(간질) 치료나 행동조절 등의 이유로 신경정신약물을 복용하고 있으므로 꼭 필요한 약물치료마저 거부하는 일이 있어서는 안 될 것입니다.[36]

정신과적인 약물

발달장애인에게 처방되는 대표적인 정신과적인 약물로는 집중력 강화제, 항정신병 약물, 항우울제 등이 있습니다.[37]

① **집중력 강화제:** 페니드(4시간 작용), 콘서타(10시간 작용), 메타데

이트(8시간 작용), 스트라테라(24시간 작용) 등이 있습니다. 일반적으로 ADHD(Attention Deficit Hyperactivity Disorder, 주의력결핍과잉행동장애) 아동들보다는 발달장애인을 대상으로는 약효가 덜할 수 있습니다. 대표적인 부작용은 식욕의 감소와 수면 장애 등을 동반할 수 있습니다.

이러한 약물은 중추신경을 자극함으로써 주의력결핍과잉행동장애, 우울증 및 수면장애 등의 질환을 치료하는 약입니다. 오전 중에 투여하는 것이 좋으며 늦은 저녁 투약하는 것은 피해야 합니다. 긴장, 흥분, 불면, 가슴 두근거림 등이 나타나면 전문가와 상의해야 하며 갑자기 투여를 중단하면 증상이 나빠지거나 부작용이 발생할 수 있습니다. 장기간 투여할 경우 정신적, 신체적 의존성이 생길 수 있습니다.

② **항정신병 약물: 리스페리돈** - 상동행동, 탠트럼(tantrum-몸으로 생떼부리기), 공격적인 행동, 자해행동 등의 다양한 행동문제에 효과가 많습니다. 짜증, 산만한 행동에도 효과가 있으며 기분(우울 및 조울)의 변화에도 도움이 될 수 있습니다. 발달 단계에 따라서 효과의 차이가 있습니다. 약물의 부작용으로 식욕 증가, 피로, 졸림, 침 흘림, 진정작용(신경계의 흥분을 가라앉히는 작용)과 체중 증가, 프로락틴(뇌하수체 전두엽에서 분비되는 호르몬)의 증가 등이 있습니다. 이전에 주로 사용되었던 할리페리돌과 같은 약물에 비해서 운동 부작용은 감소하였으며 주로 자기 전에 복용합니다.

아빌리파이(아리피프라졸), 인베가(팔리페리돈), 올란자핀, 퀘티아핀 등과 같은 차세대 항정신병 약물 들은 뇌 내부의 도파민과 세로토닌을 포함한 다른 신경전달물질에도 영향을 주어 폭넓은 증상들에 효과를 나타냅니다. 이 약물들은 환각과 망상을 포함한 정신병적 증상들 외에도 의욕상실, 감정의 둔화와 같은 치료에도 도움이 됩니다.

아빌리파이 - 효과는 리스페리돈과 유사하며, 틱장애에 유용합니다. 체중 증가 등의 부작용이 적어 최근에 많이 사용되고 있으나 심한 졸음을 유발하고 떨림과 침 흘림 등의 부작용이 있습니다. 조현병 치료제(항정신병 약물) 부작용으로 뇌의 작용 부위에 따라 살이 찌거나, 졸리거나, 멍해지는 증상이 있을 수 있습니다.

③ 항우울제(세로토닌 관련)

항우울제는 주로 우울증을 완화하는 약제입니다. 우울증, 조울증, 공황장애, 강박성 장애, 섭식 장애, 기타 특정 불면증, 만성 동통 등에 투여됩니다.

자폐스펙트럼 장애(Autism Spectrum Disorder, ASD)를 가진 사람에게 항우울제가 사용되는 이유는 세로토닌계의 기능장애는 발달장애인을 포함한 다양한 형태의 발달장애인을 포함한 정신장애와 관련이 있습니다. 강박증에 세로토닌 관련 항우울제가 효과가 높으며 발달장애를 가진 사람의 경우 강박적인 행동과 사고가 많기 때문에 항우울제가 사용되고 있습니다. 주요 부작용은 자극증상과 위장관계 부작용(구토, 복통 등)이 있습니다. 다양한 항우울제로 **프로작**(Fluoxitine), **듀미록스**(Fluvoxamine), **졸로푸트**(Sertraline), **세로자트**(Paroxitine), **렉사프로**(Escitalopram) 등이 있으며 부작용으로는 과잉 활성화, 조증 유발의 가능성이 있습니다.

종사자는 시설을 이용하는 이용자가 현재 복용하고 있는 약물 리스트를 정리하고 그 약물의 효과와 부작용에 대해 아는 것이 필요합니다. 시설에서 가장 큰 어려움 중 하나를 뽑으라고 하면 공격적인 행동과 같은 도전적 행동을 생각할 것입니다. 심각한 도전적 행동은 주로 이용자의 상태가 좋지 않을 때 발생합니다. 시설에서는 도전적 행동이 발생할 때 정신과적인 약물 복용에 대하여 안내하는 것이 필요할 수 있습니다.

만약 이용자가 신경정신과에 의한 치료를 받고 있다면 시설에서는 신경정신과 전문의에 의한 진단과 약물처방에 대한 정확한 내용을 파악하고 있어야 합니다. 정신과적인 문제는 약물치료와 인지행동치료를 함께 해야 효과를 볼 수 있습니다. 이용자가 왜 이러한 행동을 하는가?를 알고자 노력하면 그 이유를 알 수도 있을 것입니다. 담당자는 이러한 이해를 바탕으로 함께하는 열린 마음을 가져야 합니다.

정신과적인 약물 복용 안내하기

공격적인 문제행동을 하는 이용자 모두에게 정신과적인 약물이 필요하지는 않습니다. 그러나 심각한 과잉행동이나 폭력적인 행동이 발생하면 신경정신과 전문의와 상의하도록 권하는 것이 필요할 수 있습니다.

일부 보호자의 경우 약물 복용을 거부하다 치명적인 위험에 노출되는 경우를 자주 보게 됩니다. 약물을 먹으면 편안해질 수 있는 이용자도 있기 때문에 신경정신과에서 진료를 받아보도록 안내하는 것이 필요합니다. 보호자가 정신과 진료에 대해 거부감이 있을 수 있으므로 비장애인도 불면증이 생기면 신경정신과에서 진료를 받듯이 정신과 약물 복용을 심각하게 받아들이지 말고 진료를 한번 받아보도록 안내하는 것도 한 방법이 될 수 있습니다.

정신과적인 약물 복용에 대한 교육과 가정연계

앞에서 여러 번 강조했듯이 종사자에게 신경정신과적인 기본 지식과 약물에 대한 교육이 필요합니다. 상당히 많은 발달장애인이 약물을 복용하고 있음으로 종사자는 담당하는 이용자가 현재 복용하고 있는 약물의 효능과 부작용에 대해 알고 있어야 합니다. 약물의 성분, 약물로부터 오는 효능, 약물 복용으로 인한 부작용(어눌하게 행동하기 등), 중독의 위험성, 약물의 지속성 등을 알고 있어야 합니다. 왜냐하면 약물에 대한 지식이 없다면 약물 복용으로 인한 부작용 행동과 증상을 잘못 해석할 수 있기 때문입니다. 장기적으로는 이와 관련한 전문 종사자 양성이 필요하며 지금 당장은 지역의 관련 시설 종사자들이 약물 복용 사례에 대해 정보를 공유하며 관련 전문성을 높이기 위한 노력이 필요합니다.

가정과 연계한 약물 관리가 필요합니다. 이용자가 약물을 복용하는 경우 약물에 관한 안내문을 가정 또는 병원에 요청하여 받도록 해야 합니다. 특히 약물의 효능, 부작용, 먹지 않았을 때의 증상, 특히 일부 약물의 경우에는 피해야 하는 음식 등을 파악할 수 있어야 합니다. 가정에서 약물관리가 어려우면(고령, 장애 가정 등) 약물과 관련한 관리는 보호자의 동의를 받아 시설에서 해야 할 수도 있습니다. 약물과 관련한 사항은 매우 중요한 법적인 문제를 가져올 수 있기 때문에 반드시 약물 투약과 관련한 일지에 기록하는 것이 필요합니다. 이용자가 현재 복용하고 있는 약과 그 약에 관련된 안내문을 기록하고 종사자가 함께 공유하는 것이 필요합니다.

> **함께 생각해보기**
>
> 정신과적인 장애를 중복으로 가진 발달장애인에 대해 의료영역에서 접근하는 것이 맞는 것인지? 아니면 장애인복지 영역에서 접근하는 것이 맞는 것인지?를 고민하게 됩니다. 공격적 행동과 정신 분열, 조울증과 같은 신경정신과적인 문제가 심각한 이용자의 경우 복지 영역에서 접근하는 것에는 한계가 있어서 이 분야에 대해서는 앞으로 고민과 과제가 될 것입니다. 영국에서는 심각한 문제행동으로 정신과적인 약물을 복용해야 하는 이용자의 경우 집단 서비스를 제공하기보다는 철저하게 개별적인 서비스를 제공하고 있는데 이처럼 우리나라에서도 장애정도가 심각한 경우 그 욕구와 필요에 따라 보다 개별적인 서비스를 지원하는 것이 바람직하며 신경정신과적인 의료적 지원이 함께 이루어져야 할 것입니다.
>
> 앞으로 정신과적인 어려움이 많은 사람들과 발달장애인 노인이 많아질 경우 의료인이 관리자가 되어야 하지 않나? 또한, 사회복지사만 일하는 형태가 아닌 간호사와 같은 의료인력이 상주해야 하지 않나? 그러한 고민을 하게 됩니다.

chapter 12

안전한 이동

♣ 발달장애인 중에는 신체적인 어려움과 인지적인 어려움으로 인해 이동에 어려움이 있는 사람이 많습니다. 이동하기 전이나 위치를 잡기 전에 쉬운 용어로 설명해야 하며 사전 안전 조치를 완벽하게 해 두어야 하며 이동을 지원하는 사람은 이동에 대한 기술과 지식 그리고 경험이 있어야 합니다. 특히 휠체어와 같은 장비를 사용할 경우 그 사용 방법에 대해 잘 알고 있어야 합니다. 왜냐하면 이동기술은 발달장애인의 안전을 위해 가장 기본이 되는 기술이기 때문입니다.

미자(가명) 씨는 주간보호센터를 이용하는 36세의 지적장애 여성입니다. 중복장애로 시각과 청각 기능도 약하기 때문에 이동을 위해서는 항상 다른 사람의 도움이 필요합니다. 특히 시력이 약해 어두운 곳을 다닐 때는 더욱 조심해야 합니다. 승합차도 되도록 앞자리에 앉을 수 있도록 하고 장시간 앉아 있는 경우가 많기 때문에 센터 안에서는 편안한 소파를 마련하고 있습니다. 그러나 미자 씨를 처음 대하는 사람은 이동할 때 어떻게 미자 씨를 도와야 하는지 몰라서 당황하는 경우가 많이 있습니다. 어떻게 도와야 할지 모르는 사람이 손을 잡아끌 경우 매우 위험할 수 있으며 계단과 턱이 있는 곳에서는 특히 주의를 기울여야 합니다. 이동을 지원하는 사람이 턱이나 장애물을 인지하지 못하고 급하게 이동할 경우 넘어지거나 부딪쳐 다칠 수 있기 때문입니다.

　발달장애인 중 시각, 청각 그리고 인지 영역에 심각한 어려움이 있는 경우에는 적절한 이동 지원이 필요하며 다른 곳으로 이동하거나 앉거나 일어설 때 제대로 위치를 잡을 수 있도록 지원해야 합니다. 더욱이 신입직원, 봉사자 또는 실습생과 같이 발달장애인을 처음 대하는 사람에게 이용자에 대한 기본적인 이동 방법을 교육해야 합니다.

　서비스 이용자의 특성을 고려하여 직접 대상이 되어 체험하는 것도 좋은 교육 방법입니다. 예를 들어, 시각장애를 가진 사람의 입장을 알고 싶다면 눈을 가리고 다른 종사자의 이끌림을 받아 보는 것도 좋은 방법입니다. 새로운 장비를 사용해야 하면 서비스 제공자가 먼저 체험하고 공포감이나 위험성을 파악해야 합니다. 이는 어떤 사람은 작은 경사나 새로운 접촉 느낌에도 공포감이나 거부감을 가질 수 있기 때문입니다. 예를 들어 슬링을 사용해야 한다면 사전에 종사자가 체험하는 과정이 필요한데 이는 실제적인 체험을 통해 이동 서비스를 받는 사람의 입장에서 생각하고 공감할 수 있게 되기 때문입니다. 이처럼 이동 및 다루기에 있어서 상대방의 입장이 되어 보는 과정은 그 사람의 입장을 공감하는 데 크게 도움이 될 것입니다. 우리는 서비스를 받는 사람의 입장에서 늘 생각해야 할 것입니다. 이동을 지원할 때 잊지 말아야 하는 것은 '존엄성'에 대한 부분입니다. 존엄성이 떨어지지 않도록 지원해야 합니다.

추가적인 주의사항으로는 남성이 여성을 이동시켜야 할 경우 또는 여성이 남성을 이동시켜야 할 경우 특히 주의해야 합니다. 예를 들어 남성이 여성을 휠체어에 앉도록 도와야 하는 경우 손은 주먹을 쥐고 돕는 것이 바람직합니다(성희롱과 관련하여 민감한 사항이기 때문에 불가피한 접촉을 할 수 밖에 없는 상황에서는 최대한 상대방을 배려하는 자세가 필요하기 때문입니다).

발달장애인이 이용하는 대부분의 시설에서는 발달장애인을 위한 차량 이동 서비스를 제공하고 있습니다. 서비스 이용자가 차량을 이용할 경우 차량 탑승과 하차에 대한 적절한 대처 방법을 종사자는 알고 있어야 하며 보조 탑승자도 개별적인 이용자의 이동 및 위치 잡기와 관련된 특성과 주의사항을 알고 대처할 수 있도록 교육해야 합니다.

개별적인 필요에 따른 이동지원

개별적인 필요에 따른 지원은 중요하기 때문에 혼자서 수행할 수 있는 활동과 지원이 필요한 활동을 구분해야 합니다. 스스로 할 수 있는 것에 대해 도움을 주면 의존적으로 만드는 잘못된 결과를 가져올 수 있으며 반대로 스스로 할 수 없는 것에 대해 지원하지 않으면 방치하는 일이 생깁니다. 예를 들어 종사자는 발달장애인 이용자가 스스로 지탱할 수 있는 힘의 정도를 알고 있어야 합니다. 왜냐하면 종사자가 도움을 줄 때 종사자가 지탱할 수 있는 능력을 넘어서면 통증, 경련, 피로, 또는 낙상과 같은 사고를 종사자도 당할 수 있기 때문입니다. 또한 발달장애인이 침대에 누워서 지내는 경우 이용자의 자세를 바꿀 때와 앉을 때 어떤 지원이 필요한지 알고 있어야 합니다. 침대에서 휠체어로 앉히거나 휠체어에서 침대로 눕히는 방법도 알고 있어야 하며 전동침대를 제공하는 것이 필요할 수도 있습니다.

지원이 필요한 이용자와 오랜 시간을 함께한 종사자라면 이용자가 스스로 할 수 있는 것과 할 수 없는 것에 대해 잘 알 수 있을 것입니다. 그러나 신규 종사자나 자원봉사자 및 실습생의 경우와 같이 이용자를 처음 대하는 경우에는 지원의 필요 정도를 알 수 없습니다.

시설에서는 이용자의 안전한 이동을 위한 기본적인 이동지원 매뉴얼과 개별 이용자의 이동과 관련한 특성에 대한 매뉴얼이 필요합니다. 깊이 있게 관찰하고 보호자 및 시설 내 모든 종사자와 상의하여 안전한 이동과 관련된 내용을 파악하여 매뉴얼을 제작하는 것이 필요합니다.

만약, 발달장애인이 사용하고 있는 특수한 보장구가 있다면 그 사용 방법에 대해 잘 숙지해야 합니다. 기본적으로 휠체어에 대한 사용법은 알고 있어야 합니다. 전동침대, 세면기 손잡이, 보행기를 사용한다면 사용 방법을 모든 종사자는 알고 있어야 합니다.

과체중 이용자가 종종 주저앉아 움직이는 것을 거부하는 경우 종사자 혼자의 힘으로는 일으켜 세우거나 움직이는 것은 위험할 수 있습니다. 움직이기를 거부하는 특성이 있는 이용자가 있는 경우 적절하게 대처할 방법을 마련해야 하는데 기본적으로는 **브레이크(Break)** 방법을 사용합니다. 잠시 멈춘 이후 다시 요청하는 방법을 사용하거나 휠체어를 가져와 휠체어를 타고 이동하도록 할 수도 있습니다. 여러 방법을 시도해도 불가능할 경우 이용자를 가장 잘 아는 사람(주로 보호자)이 와서 데려가도록 요청하는 것도 한 방법이 될 수 있습니다. 이때 중요한 것은 이용자의 안전을 최우선으로 생각하고 대처해야 한다는 것입니다. 강제로 움직이기 위해 잡아끌거나 미는 행위는 안전 문제뿐 아니라 인권 문제로 종사자가 처벌받을 수 있기 때문에 하지 말아야 합니다.

이용자의 존엄성 유지

이동을 지원할 경우 이용자의 존엄성(dignity)을 유지할 수 있도록 다음 내용을 고려하는 것이 필요합니다.

① 서비스 이용자가 선호하는 방법을 중심으로 안전한 이동 서비스를 제공할 수 있어야 합니다.

② 종사자는 본인과 이용자의 이동 시 안전을 위한 적합한 옷과 신발을 착용해야 하며 반지와 귀걸이와 같은 액세서리는 이용자가 다칠 수 있으니 근무 중 착용하지 말아야 합니다.

③ 이동지원 전·후 개인위생을 위해 손을 비누로 깨끗하게 씻어야 합니다(필요시, 일회용 장갑 착용).

④ 이동지원 서비스에 대해 안내해야 합니다. 이동지원 서비스가 왜 필요하며 어떻게 진행될 것인지에 대해 이용자가 쉽게 이해할 방법으로 설명해야 합니다(부적절한 잡담은 피해야 합니다).

⑤ 밀접한 신체 접촉이 요구되는 활동(예를 들어, 화장실에서 옷을 탈의시켜야 할 경우, 샤워가 필요한 경우 등)의 경우에는 이용자의 감정과 존엄성을 지키는 것에 더욱 민감해야 합니다.

⑥ 성별, 연령, 가치관, 관용의 정도에 대한 개인차가 있는 것을 고려해야 합니다. 어떤 사람에게는 적합한 것이 어떤 사람에게는 적합하지 않을 수 있습니다.

⑦ 만약 특정 장비를 이용하여 이용자를 이동시킬 경우 이용자가 두려움을 느낄 수도 있기 때문에 민감하게 지원해야 합니다.

⑧ 이용자가 멈추기를 원하거나 화를 내거나 고통스러워한다면 즉시 멈춰야 합니다.

⑨ 이동하기 전에 사전 동의를 구해야 하며 가능하다면 이용자가 원하는 것을 존중해야 합니다.

⑩ 이용자가 할 수 있도록 기다리는 것보다는 빨리 일을 처리하기 위

해 이동을 지원하는 경우가 발생할 수 있습니다. 그러나 가능하다면 이용자 스스로가 할 수 있도록 돕고 격려하는 것이 바람직합니다.

⑪ 스스로 주도권을 가지고 할 수 있도록 도와야 합니다. 특히 배드 팬(bed pan, 침대 용변기)을 사용하거나 목욕과 같은 부분은 최대한 스스로 할 수 있도록 돕는 것이 바람직합니다.[19]

안전한 이동

발달장애인 중에는 이동하기 위해 도움이 필요한 경우가 있습니다. 종사자는 이용자의 안전한 이동 방법을 알고 있어야 자신도 다치지 않고 이용자도 다치지 않게 할 수 있습니다. 이에 기본적으로 다음 영역에 대해 알고 있어야 합니다.

- 침실(침대에서 일어나기, 침대에서 뒤집기, 침대에서 앉기)
- 화장실(욕조에 들어가기, 샤워하기, 화장실 사용하기)
- 기타(의자에 앉기, 일어서기, 걷기, 턱이 있는 곳을 걷기, 차량 승하차하기)

인터넷 자료 중 이동(Transfer)에 관한 교육 자료를 찾으면 많은 도움을 받을 수 있습니다. 국내 자료 검색으로는 부산 파크사이드 재활의학병원의 '환자의 이동에 대하여', 자료집을 참고하시기 바랍니다.

YouTube를 통해서는 key word를 'pivot transfer' 검색하면 많은 동영상 자료를 찾을 수 있으며 그중 independent stand pivot transfer, Dependent Stand Pivot Transfer, Wheelchair to Car Transfer 등으로 필요한 동영상 자료를 찾아서 학습하시면 좋겠습니다.

이동 및 다루기를 실행 시 사고 예방

잘못된 이동지원으로 인해 종사자가 다치는 경우는 허리 부상(back injuries)이 가장 많으며 이용자는 이동 중 연약한 피부가 손상되거나 목과 어깨를 다쳐 멍이나 상처가 생기는 경우가 발생할 수 있습니다.

다음의 점검 리스트를 통해 사전에 대비하는 것이 필요합니다.

① 만약 누군가를 정기적으로 일으켜야 하는 경우, 가장 좋은 것은 잘 훈련된 전문가의 시범을 통해 훈련받는 것입니다.

② 이동 전 위험요소를 점검하는 것이 필요합니다

③ 이용자의 이동을 위해 어떤 도움이 필요한가를 판단해야 합니다.

④ 이동 전 이용자에게 동의를 구해야 합니다.

⑤ 이용자의 몸무게를 알고 있어야 합니다.

⑥ 이용자를 이동시킬 수 있는 충분한 힘을 가지고 있는가를 점검해야 합니다(만약 어려우면 2명이 함께 해야 합니다).

⑦ 주변에 나를 도울 수 있는 사람이 있는가를 점검해야 합니다.

⑧ 이동에는 얼마의 시간이 소요되는가를 점검해야 합니다.

⑨ 이동을 위한 충분한 공간이 있는가를 점검해야 합니다.

⑩ 주변에 방해가 되는 물건은 치워져 있는가를 점검해야 합니다.

⑪ 이동을 위해 적당한 복장과 신발을 착용하고 있는가(예를 들어 미끄럽거나 젖은 표면인 경우)를 점검해야 합니다.

이동 및 다루기 전 고려사항으로

① 이용자를 본인의 어깨높이 이상으로 들지 말아야 합니다.

② 발을 안정적으로 지지할 수 있도록 고정해야 합니다.

③ 본인의 몸에 최대한 밀착하여 무게를 지탱해야 합니다.

④ 허리를 똑바로 펴고 무릎을 구부리며 가능한 한 부드럽게 들어올려야 합니다.

YouTube 등을 통하여 (moving and handling)을 검색하면 수많은 동영상 자료가 있습니다. 이러한 자료를 참고하여 실제적인 실습을 진행해야 제대로 숙지하고 실천할 수 있게 될 것입니다.[50]

휠체어 이동 시 주의사항

· 항상 브레이크를 잠그는 것을 잊지 말아야 합니다. 이동 전 브레이크를 풀어야 한다는 것도 명심해야 합니다.

· 휠체어를 이용하는 사람의 발을 발판에 잘 고정하고 팔꿈치는 팔걸이에 잘 놓을 수 있도록 합니다.

· 휠체어에 무거운 가방을 걸지 말아야 합니다. 이용자를 휠체어에서 이동시킬 경우 무거운 가방으로 휠체어가 넘어져 이용자가 다칠 수도 있습니다.

· 휠체어를 이용하는 사람의 옷이나 물건이 휠체어 바퀴에 걸리지 않도록 해야 합니다(필요하면 휠체어 이용에 적합한 옷으로 바꾸어야 함)

· 이동을 지원하는 종사자는 액세서리를 착용하지 말아야 합니다. 시계, 목걸이 등이 이용자에게 상처를 줄 수 있기 때문입니다.

· 비가 올 경우 한 손으로 휠체어를 밀고 한 손으로 우산을 쓰는 것은 힘이 들고 위험할 수 있습니다. 기상 상태를 미리 파악해야 하며 우천 시 꼭 이동해야 할 경우 우비를 준비합니다.

· 경사로를 올라가야 할 경우 몸을 약간 앞으로 숙이고, 밀리지 않도록 조심해서 밀어야 합니다. 만약 위험해 보일 경우 즉시 멈추고 다른 사람의 도움을 요청해야 합니다.

· 경사로를 내려가야 할 경우 약간의 경사는 앞 방향으로 이동합니다. 그러나 급한 경사로의 경우에는 뒤 방향으로 내려가야 합니다. 필요하면 브레이크를 중간 정도로 걸어두고 마찰을 주면서 내려가야 합니다.

· 계단이 많은 경우 휠체어를 이용하는 사람을 태운 채로 계단을 이동하는 것은 위험할 수 있습니다.

휠체어 명칭(구성)

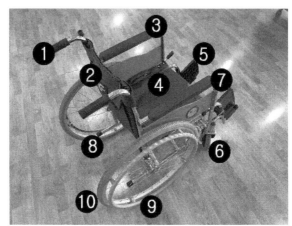

① 손잡이(Pushing handles), ② 등받이(Backrest), ③ 팔받이(Armrest)
④ 시트(Seat), ⑤ 발판(Footplate), ⑥ 앞바퀴(Front caster)
⑦ 브레이크(Break lever), ⑧ 지지대(Tipping lever), ⑨ 핸드 림(hand rim)
⑩ 뒷바퀴(Rear self propelling wheel)

휠체어 펴기

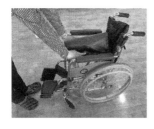

① 휠체어 정면에 섭니다.
② 시트를 손으로 밑으로 누르면서 휠체어를 폅니다. 이때 손가락은 안쪽을 향하게 두어 펴지면서 시트 끝에 걸려 다치지 않도록 해야 합니다.

휠체어 접기

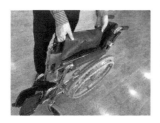

① 휠체어 측면에 섭니다.
② 시트를 끝을 잡고 위로 당기어 휠체어를 접습니다.

휠체어 이동

발달장애인 중 휠체어를 이용하는 사람이 있습니다. 특히 뇌병변 장애를 가진 사람 중 지적장애를 동반하는 경우에는 휠체어를 이용하는 경우가 많기 때문에 휠체어를 이용할 경우 차량 승하차 시, 화장실을 이용할 경우, 경사로와 턱을 넘어야 하는 경우에는 특별한 주의가 필요합니다. 이러한 다양한 상황에 대비하여 올바른 휠체어 이동 방법을 알고 있어야 합니다.

휠체어로 옮겨 타기

① 두 브레이크가 모두 잠겨 있는 상태인지를 확인해야 합니다.
② 발이 걸리지 않도록 발걸이를 올려놓아야 합니다.
③ 휠체어가 움직이지 않도록 손잡이를 잡고 있어야 합니다.
④ 이용자가 서서 팔걸이를 잡고 좌석 위로 내려가게 합니다.
⑤ 발걸이를 내려놓고 이용자의 발을 올려놓아야 합니다.
⑥ 앞쪽으로 휘두르고 발판을 접어야 합니다.

휠체어에서 내리기

① 두 브레이크가 모두 잠긴 상태인지를 확인해야 합니다.
② 발걸이를 올려놓아야 합니다.
③ 휠체어가 움직이지 않도록 손잡이를 잡고 있어야 합니다.
④ 이용자가 서서 본인이 앉을 자리의 팔걸이를 양손으로 잡고 좌석 위로 내려가게 해야 합니다.

이와 같은 이동은 본인 스스로 할 수 있는 경우 옆에서 안전하게 이동하는지를 잘 관찰하고 점검해주면 됩니다. 그러나 본인 스스로 이동하기 어려운 경우에는 이용자의 옆에 서서 도움을 주어야 하며 되도록 동성에 의한 휠체어 이동이 바람직합니다.

계단을 올라가거나 내려가야 할 경우 다음과 같이 이동하면 됩니다.

앞방향 으로 계단 올라 가기	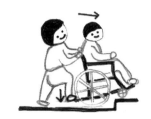	① 지지대를 눌러 앞바퀴를 계단에 걸칩니다. ② 앞바퀴를 걸친 이후 밀어서 들어 올립니다.
뒷방향 으로 계단 올라 가기	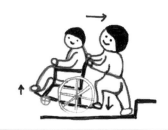	① 지지대를 눌러 뒤쪽으로 기울이게 만듭니다. ② 뒷바퀴를 계단 모서리에 걸치고 계단을 따라 끌어올립니다.
앞방향 으로 계단 내려 가기	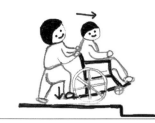	① 지지대를 눌러 휠체어를 뒤로 기울어지게 만듭니다. ② 뒷바퀴를 계단 모서리에 대고 천천히 내립니다.
뒷방향 으로 계단 내려 가기	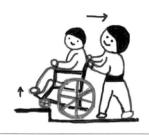	① 뒷바퀴를 계단에 따라 먼저 내립니다. ② 지지대를 눌러 들어서 뒤로 끌어 내려옵니다.

휠체어 이동 시 비포장도로

휠체어 이동 시 비포장도로와 같이 좋지 않은 도로를 가야 할 경우 손잡이를 눌러 약간 비스듬하게 이동하면 좀 더 편안하게 이동할 수 있습니다. YouTube 등을 통하여 (how to use a manual wheelchair, wheelchair transfer 등)을 검색하면 수많은 동영상 자료가 있기 때문에 이와 같은 자료를 참고하여 실제로 훈련함으로써 휠체어 사용법을 익혀두어야 합니다.

우리나라의 경우 이동 및 다루기에 대한 교육과 훈련과정을 운영하는 기관을 찾기 어렵습니다. 앞으로 늘어나는 고령 발달장애인의 인구를 고려하여 이동 및 다루기에 대한 적절한 방법과 장비 보급이 시급하게 이루어져야 할 것입니다. 또한 복합적인 필요를 가진 중증 발달장애인과 함께 일하는 시설에서는 종사자에게 이동 및 다루기에 대한 규정을 마련해야 할 것이며 훈련과 경험이 없는 종사자에게는 실제적인 교육과 훈련이 필요하며 더불어 이러한 교육 훈련과정은 발달장애인과 함께 하는 종사자들에게는 필수 과정으로 마련되어야 할 것입니다.

잘못된 이동 및 다루기로 인한 위험과 종사자 교육

적절하지 못한 자세와 자기 근력 이상의 이용자를 들어 올리는 등의 행위는 허리 통증과 근골격계에 문제를 가져올 수 있으며 심할 경우 디스크 등으로 이어져 업무를 수행하는 데 심각한 어려움을 초래할 수 있습니다. 이에, 시설 내에서 종사자가 이동 등으로 인해 발생할 수 있는 사고를 막기 위해서는 5가지 사항을 고려해야 합니다.

첫째, 이동 및 다루어야 하는 업무의 유형과 빈도를 파악해야 합니다.

둘째, 필요한 장비를 파악해야 합니다.

셋째, 이동 및 다루기에 필요한 직원 교육과 훈련이 이루어져야 합니다.

넷째, 근무하는 환경을 점검해야 합니다. 특히 바닥상태(미끄럼 등),

조명(밝기), 제한된 공간면적 등을 점검해서 필요하면 개선해야 합니다.

다섯째, 화재 발생과 낙상과 같은 비상상황 시 이동 및 다루기에 대해 준비하고 있어야 합니다.[38]

또한, 지역에 근로자건강센터에 의뢰하여 근골격계 질환 예방 교육 및 스트레칭과 같은 운동법을 교육받는 것도 좋은 방법이 될 수 있습니다. 직업환경의학과 전문의와 관련 전문가가 상주하는 근로자건강센터를 통해 소규모 시설에서는 건강 상담과 교육이 가능합니다.

발달장애인과 함께 일하는 종사자는 스트레칭 등을 통해 근골격계 질환을 예방해야 하며 관련 자료는 '근골격계 질환 예방 교육 및 운동'이라는 key-word로 검색하면 많은 동영상과 교육 자료를 찾을 수 있습니다.

영국 HSE 홈페이지(www.hse.gov.uk)에서 Getting to grips with manual handling으로 검색하면 'Manual Handling Operations Regulations 1992', 와 'Getting to grips with hoisting people' 등의 자료를 찾을 수 있습니다. 그 외에 건강과 안전에 관한 자료들이 있으니 다운로드하여 학습하면 많은 도움이 될 것입니다.

자세교정

많은 사람들이 아직도 복합장애를 가진 사람의 자세교정 중요성에 대해 잘 알지 못해서 그 결과 자세교정 서비스가 제대로 이루어지지 않고 있습니다. 휠체어를 이용하는 사람은 낮에는 휠체어에 앉아 있는 것으로 자세가 유지되나 밤에는 침대에 누운 상태이기 때문에 누운 상태로는 몸의 형태를 잡아주고 보호하는 것이 전혀 이루어질 수 없기 때문에 시간이 지나면 결국 자세가 더욱 나빠질 수밖에 없습니다.

몸의 형태를 유지하고 잘 지켜내지 못하면 건강이 안 좋아질 수 있기 때문에 자세교정은 건강 유지를 위해 매우 중요합니다. 예를 들어, 잘못된 자세로 근육이 조여들게 되면 팔과 다리를 교정할 수 없게 되어 척추측만, 호흡곤란, 소화불량, 변비, 내부 장기들의 압력 증가 등의 합병증이 발생할 수 있습니다. 결국 고통이 더욱 커지고 심지어는 죽음을 초래할 수 있는 위험이 커질 수도 있기 때문에 자세교정의 중요성은 더욱 강조되고 있습니다.[39] 이러한 측면에서 자세교정에 대한 종사자 교육은 정말 필요합니다. 특히 복합장애를 가진 발달장애인과 함께하는 종사자는 자세교정에 대한 필요성을 인식하고 있어야 하며 종사자 중에 물리치료사와 같은 전문 인력이 있다면 전문 인력에 의해서 자세교정과 관련된 교육을 수행할 수 있으면 더욱 좋으나 많은 시설에서는 이러한 전문가가 없는 것이 현실입니다. 이에 기관에서는 정형외과 전문의 또는 물리치료사와 같은 전문가를 모시고 관련 교육을 할 수 있는 방안을 마련하는 것이 필요합니다.

자세 교정의 중요성을 알리는 캠페인

영국의 자세 관리 액션 그룹(The Postural Care Action Group)에서는 움직이기 힘든 복합장애를 가진 사람들은 항상 앉아서 제한된 자세로 있기 때문에 체형에 대한 왜곡이 발생할 위험이 높기 때문에 바른 자세 관리가 필요하여 자세 교정의 중요성에 대한 인식 개선 캠페인을 하고 있습니다.

자세 교정은 몸의 형태를 보호하고 복원하는 데 도움이 되는 적절한 장비와 포지셔닝 기술(positioning techniques)을 사용하는 것입니다. 일찍 개입하면 좋으나 지금이라도 자세교정을 한다고 하면 결코 늦은 것은 아닙니다. 몸의 형태를 제대로 보호하지 못하면 삶의 질과 건강 유지에 심각한 위험을 초래할 수 있으며 심한 경우 불의의 죽음을 초래할 수도 있기 때문입니다(www.pamis.org.uk).

chapter 13

안전한 음식관리

♣ 발달장애인과 함께하는 시설에서는 항상 음식물을 다루고 있습니다. 그러나 종사자들이 음식물을 다루는 방법에 대해서는 잘 알지 못하는 경우가 많습니다. 식품안전, 식품위생은 이용자의 건강과 안전에 중요한 요소이기 때문에 종사자는 이 분야에 대한 기본적인 지식과 기술을 알고 있어야 합니다. 음식물 취급에 있어 식품 안전과 위생의 중요성을 인식하고 안전한 식품 위생 환경을 만들어야 합니다.

한 사례로 장애인 권리와 인권을 담당하는 기관에서 불시에 경기도의 한 장애인시설을 점검한 일이 있는데 음식물 보관 및 관리 상태에 대한 점검 결과 냉장고 안에 오래되어 상한 음식이 다수 발견되었으며 또한 식자재 보관 창고에는 유통기한이 지난 음식 재료가 발견되었고 조리하는 주방 바닥과 선반은 매우 불결한 상태로 관리되고 있었습니다.

해당 시설은 점검을 받은 이후 일부 사항은 개선했지만 무엇을 어떻게 관리해야 하는지에 대해서는 여전히 모르고 있는 상황이었습니다. 많은 장애인 시설이 식품위생에 대한 중요성은 인식하고 있으나 실제로 무엇을 어떻게 수행해야 하는 지 그 방법을 잘 모르는 경우가 많습니다.

발달장애인과 함께 일하는 종사자는 항상 음식물을 다루고 있지만 제대로 된 식품위생과 식품안전에 관한 교육을 받은 적은 없기 때문에 음식물을 배식할 때 주의사항과 앞치마와 같은 기본적인 복장 착용 및 식중독 발생 위험을 막는 방법 등에 대한 교육이 필요합니다. 특히 소규모 장애인 복지시설은 영양사와 같은 전문 인력이 없는 상황에서 항상 음식을 다루고 있으나 제대로 된 식품위생 교육은 받지 못하는 상황이기에 식품으로 발생할 수 있는 위험과 사고에 늘 노출된 상황입니다. 시설 자체적으로 지역 복지시설의 영양사를 초청하여 교육을 받거나 점검받는 것이 필요합니다. 그러나 개별 시설에서 이러한 교육과 관리를 수행하기에는 한계가 있기 때문에 식품위생을 지원해줄 수 있는 시스템 마련이 절대적으로 필요한 것이 현실입니다.

식품위생법(집단급식소 운영기준) 준수

많은 장애인 시설이 집단급식을 하고 있기 때문에 식중독이 발생하지 않도록 관리하는 것은 중요합니다. 건강 상태가 취약하고 면역력이 약한 발달장애인이 식중독에 걸리게 되면 증상이 심할 경우 생명이 위태로울 수 있기 때문입니다.

식품위생법 시행령(제2조 집단급식소의 범위)에서 집단급식소는 '"집단급식소"란 영리를 목적으로 하지 아니하면서 특정 다수인에게 계속하여 음식물을 공급하는 다음 각 목(사회복지사업법 제2조 제4호의 사회복지시설 포함)의 어느 하나에 해당하는 곳의 급식 시설로서 대통령령으로 정하는 시설을 말한다'. 라고 되어 있습니다. 장애인복지시설에서 1회 50명 이상 음식을 제공할 경우 집단급식소로 설치 신고하여 운영해야 하며 지자체 담당 공무원과 상의하여 설치신고를 해야 합니다. 집단급식소 불시에 지자체의 점검이 수시로 이루어지기 때문에 항상 관련 규정을 준수해야 합니다.

집단급식소의 주요 점검 내용은 식자재 공급, 유통, 보관, 조리 상태 등의 위생관리와 유통기한 경과 제품 제조, 보관, 사용, 식당 인력의 건강진단 여부와 개인위생 관리, 시설 설치 기준 준수 및 용수관리 등입니다. 장애인복지시설 운영자는 수시로 식당 운영을 점검하여 식중독과 같은 급식사고가 발생하지 않도록 관리해야 합니다.

식품위생과 식품안전

식품위생에 대한 관심을 기울이지 않으면 쉽고 빠르게 식품 감염으로 인한 문제가 퍼질 수 있습니다. 식품 감염은 오염된 식기와 손 등을 통해 유해한 박테리아가 식품을 오염시키는 것이 일반적입니다. 시설에서는 인체에 해로운 박테리아를 없애고 박테리아가 번식하는 것을 막기 위해 식기류 세척과 손 씻기를 철저하게 해야 합니다.[19]

간식을 포함한 모든 음식물을 다루는 것에 있어서 높은 위생 기준을 정하여 관리하는 것이 필요하며 감염되지 않도록 관리하는 기준과 질병 발생을 예방하는 방안이 필요합니다. 소규모 장애인 시설에서는 영양사와 같은 전문 인력이 상주하고 있지 않기 때문에 시설 내에서 식품위생과 식품 안전관리를 위한 책임자를 지정하고 모든 종사자는 식품위생과 관련된 기본적인 지식과 기술을 알고 있어야 합니다.

　종사자는 식품위생에 있어서 다음 사항을 철저하게 준수해야 합니다.
　- 개인 청결과 위생관리를 철저히 해야 합니다. 인체에 해로운 박테리아가 피부, 눈, 코, 목, 위장과 입을 통해 들어올 수 있습니다. 개인위생관리는 음식을 통해 전염되는 것을 막는 가장 기본적인 관리사항입니다.
　- 설사, 감기, 감염된 상처, 베인 상처, 염증 및 피부 감염 등 감염 우려가 있는 상태에서는 음식을 다루는 일을 해서는 안 됩니다.
　- 설사나 구토를 앓은 다음에는 48시간 동안 증상이 없어졌는지 확인한 후 업무에 복귀해야 합니다.
　- 이용자와 직원 모두 규칙적으로 손 씻기를 해야 합니다.
　- 날 음식과 조리된 음식은 쇼핑하면서부터 분리하여 준비해야 하며 냉장고에 보관할 때에도 종류에 따라 구분하여야 합니다.
　- 음식물이 다루어지는 환경을 청결하게 관리해야 합니다. 식당 바닥, 각종 음식 도구, 냉장고와 냉동고의 손잡이, 도마, 음식 용기 뚜껑 등 식당에서 자주 사용되는 기구와 설치된 장비를 매일 소독해야 합니다.
　- 음식 위생을 위해 앞치마와 장갑, 모자를 착용해야 합니다.
　- 식당에서 사용하는 타월과 수건 등은 정기적으로 세탁 및 건조하고 마모되거나 찢어졌을 때는 교체해야 합니다.
　- 위생 측면으로 가능하면 종이 타월과 일회용 천을 사용하는 것이 바람직합니다.
　- 야채와 고기를 준비할 때에는 각각 다른 도마와 칼을 사용해야 합니다(야채용 도마, 야채용 칼, 고기용 도마, 고기용 도마 등).
　- 음식을 다루는 도중, 날 음식이 다른 식품의 표면에 닿거나 다른

음식의 표면에 떨어질 때 **교차오염(cross contamination)**이 발생할 수 있습니다. 인체에 해로운 박테리아는 계란과 먼지, 흙 그리고 애완동물에 의해 흔하게 발생하기 때문에 이러한 것들을 다룰 때는 특별한 주의를 기울여야 합니다.[19]

참고로 음식을 다루는 **장애인복지시설에서도 종사자에 대한 보건증 발급을 의무화**하는 것이 필요할 수도 있습니다.

미국 FDA가 제안하는 올바른 도마 관리법

① 위생도마는 재료에 따라 구분해서 사용합니다.

빨강, 파랑, 노랑, 초록, 흰색으로 각각 도마를 구비하고 고기류는 빨간색, 즉석식품은 흰색, 채소는 초록색, 과일은 노란색, 생선류는 파란색 도마를 사용해 교차오염을 막습니다.

② 도마는 하루에 한 번씩 반드시 살균해야 합니다.

도마는 사용한 후 찌꺼기를 제거하고 세척, 헹굼, 소독제 등의 순서로 청소해야 합니다. 살균 소독제는 반드시 식품첨가물을 사용한 것을 사용하며 소독제가 없을 때는 펄펄 끓인 물을 부어 열탕 소독해야 합니다.

③ 칼자국이 많이 난 도마는 교체해야 합니다.

도마에 난 칼자국 틈에는 다량의 음식물이 끼어 세균이 번식하게 됩니다. 일단 도마가 너무 닳았다면 새 도마를 사는 것이 최선의 방법입니다.

④ 도마는 반드시 삶아서 말린 행주로 닦아야 합니다.

삶은 뒤 완전히 말리지 않은 행주에는 많은 세균이 살고 있습니다. 도마를 닦을 때 살균되지 않은 행주로 물기를 제거하면 행주에 있던 세균이 옮아 위생상 문제가 될 수 있습니다.[40]

식품 저장

종사자는 식품 저장 시 다음 사항을 철저히 준수해야 합니다.

- 식품은 교차오염과 박테리아 증식을 막기 위해 적절한 장소와 올바른 방법으로 적정 온도에서 보관해야 합니다.
- 식품이 어떻게 저장되어야 하는지 제품에 대한 기록된 저장 지침을 따라야 합니다.
- 부패하기 쉬운 음식은 즉시 냉장 보관해야 합니다.
- 세균 번식을 막기 위해 음식은 적절히 식혀서 보관해야 합니다.
- 냉장고에 뜨거운 음식을 넣지 말아야 합니다.
- 냉장고는 2도에서 5도 사이, 냉동고는 -18도 이하로 유지되는지 정기적으로 확인해야 합니다.
- 냉장고 바닥에 생고기를 넣어 생고기의 핏물이 아래로 떨어지지 않도록 합니다.
- 날고기와 조리된 고기를 같은 선반에 저장하면 안 됩니다.
- 저장된 모든 음식에는 날짜를 기재해야 하며, 뚜껑이 덮여 있거나 밀폐된 용기에 보관해야 합니다.

음식 조리

- 냉동 음식을 조리해야 할 경우 식품에 적혀있는 설명서를 잘 따라서 조리해야 합니다. 냉동상태에서 바로 조리할 수 있는 것은 그대로 하면 되나 해동해야 하는 음식은 설명된 해동 방법대로 조리해야 합니다.
- 냉장고에서 꺼낸 차가운 상태의 음식은 최대한 빨리 조리해야 합니다.
- 박테리아가 모두 죽을 수 있도록 완전히 익혀야 합니다.
- 음식은 조리된 직후에 바로 제공해야 합니다.
- 음식 전체가 뜨겁다는 것을 잘 확인해야 합니다.
- 고기 육즙이 깨끗하게 정리되었는지 확인해야 합니다.

- 음식 조리 시간을 임의로 줄여서는 안 됩니다.
- 음식 조리 장비에 적절한 제어 장치가 추가로 설치된 제품이 바람직합니다(예를 들어 스마트 프라이팬 등).
- 조리되지 않은 계란을 사용하는 음식 조리법은 피해야 하며 **계란을 만진 손은 반드시 비누로 씻어야 합니다**(계란의 표면뿐 아니라 계란 안도 살모넬라균에 오염되어 있을 가능성이 크기 때문입니다).
- 조리된 음식의 온도는 추측하기보다는 음식 온도계를 사용해서 정확하게 측정해야 합니다.

음식물 처리

집단 배식으로 식사를 마친 이후 밥과 반찬이 남는 경우가 많습니다. 맛있고 좋은 반찬이 남더라도 아깝지만 과감하게 버려야 합니다. 만약 보관하다 상하게 된 음식을 이용자가 먹게 된다면 식중독과 같은 사고로 이어질 수 있기 때문입니다. 냉장고는 수시로 점검하는 것이 필요하며 냉장고 앞에 '이 냉장고에는 김치 이외에는 보관하지 않습니다'와 같은 안내문을 붙여두어 종사자들이 임의로 남은 음식물을 보관하는 일이 없도록 하는 것도 좋은 방안이 됩니다. 최소 월 1회 정기적으로 냉장고와 음식물 보관 장소를 점검하여 유효기간이 지난 것과 상할 우려가 있는 음식물은 모두 폐기 처리하는 것이 필요합니다.

음식물 쓰레기는 하루를 넘기는 일이 없어야 하고 매일 일정한 시간에 음식물 쓰레기를 처리해야 합니다. 음식물 쓰레기통은 뚜껑을 닫을 수 있는 용기를 사용하는 것이 바람직하며 친환경적인 방법으로 처리할 수 있는 장비를 설치하는 것도 좋은 방법입니다.

식중독

식중독을 일으키는 박테리아는 다음과 같은 네 가지 조건이 맞아떨어질 때 빠르게 증식될 수 있다고 합니다.

첫째, 음식 - 고위험 음식으로 조리된 육류, 가금류, 가공육류, 그래비, 수프, 저장 음식, 우유와 계란 및 유제품류, 조개류, 밥류입니다.

둘째, 수분 - 박테리아가 살기 위해서는 수분이 필요합니다. 많은 음식은 이미 수분을 포함하고 있습니다. 박테리아는 수분이 없는 상태를 좋아하지 않습니다.

셋째, 온도 - 식중독의 원인이 되는 박테리아는 5~63℃ 에서 증식합니다. 가장 급격하게 증식하는 온도는 37℃ 정도입니다. 이는 체온과 유사합니다. 대부분의 박테리아가 70℃ 이상에서는 죽습니다. 그러나 일부 박테리아는 높은 온도에서 오랜 시간을 보내어도 죽지 않습니다. 5℃ 이하의 차가운 온도에서 박테리아는 증식하지 않거나 서서히 증식하나 낮은 온도에서도 죽지 않기 때문에 대부분 온도가 올라가면 다시 살아날 수 있습니다.

넷째, 시간 - 만약 축축하고 따뜻한 환경에 음식이 있다면 박테리아에게 필요한 것은 단지 시간만 있으면 됩니다. 박테리아는 순식간에 기하급수적으로 증식할 수 있습니다. 10~20분이면 충분히 증식하며 더욱 빠른 경우도 있습니다. 한 개의 박테리아는 4~5시간이 지난 후에는 수천 개로 증식할 수 있으므로 음식은 63℃ 이상 또는 5℃ 이하에 보관하는 것을 꼭 준수해야 합니다.[19]

특별한 식품이 필요한 이용자 관리

특정 식품에 알레르기가 있는 이용자는 식사와 간식 제공 시 알레르기를 유발하는 식품을 제공하지 않도록 주의해야 하며 신규 이용자에 대해서는 보호자에게 식품에 대한 알레르기를 반드시 확인해야 합니다. 시설에서는 식품 알레르기의 위험성에 대한 교육을 시행해야 하고 예방 관리 지침을 마련해야 합니다. 실수로 알레르기 식품을 섭취하였을 경우 응급 처치할 수 있는 체계를 마련하고 있어야 합니다.

알레르기 쇼크(아나필락시스, Anaphylaxis)

급격하게 진행하는 전신적인 중증 알레르기 반응으로 단시간 내에 여러 장기에 급성 알레르기 증상을 유발해 적절한 치료가 이루어지지 못하면 사망에 이를 수 있습니다.[41]

2013년 유제품 알레르기 증상이 있는 한 초등학생이 학교급식에서 나온 카레를 먹고 운동 중 뇌사상태에 빠졌다가 결국 숨지는 사고가 발생했습니다(인천 연수구). 학교에서는 카레가 굳는 것을 방지하기 위해 우유를 섞은 것으로 알려졌는데 사고를 당한 초등학생은 식사 도중 알레르기 반응이 나오자 식사를 중단한 것으로 알려졌습니다. 죽은 아이의 아버지는 학교에 유제품 알레르기가 있으니 그런 종류의 음식은 피해야 한다고 상담 기초 조사서에 기록했는데 이런 일이 벌어졌다고 하였습니다. 또한, 3살 유아가 항생제 주사를 맞고 알레르기 반응으로 숨지는 사고도 발생했습니다(2013.5.13. mbc 뉴스).

2007년부터 4년간 1,700명에 이르는 사람이 알레르기 쇼크로 병원을 찾았습니다.[42] 이에, 알레르기 쇼크의 경험이 있는 사람은 휴대용 주사약을 가지고 다니는 것을 권고하고 있습니다. 발달장애인이 이용하는 시설에서도 알레르기 쇼크의 경험이 있는 이용자가 있다면 휴대용 주사약을 준비하고 응급상황 시 사용할 수 있어야 합니다.

시설에서는 이용자의 알레르기 정보를 모든 종사자와 실습생 및 사회복무요원들이 알고 있어야 합니다. 만약 음식으로 인한 알레르기가 심각할 경우 시설에서는 급식을 제한하고 가정에서 준비하도록 안내하는 것이 바람직합니다. 거주시설의 경우에는 별도의 식사를 항상 준비해야 하며 다른 이용자를 포함한 모든 사람은 해당 이용자에게 어떠한 음식도 주어서는 안 된다는 것을 알려야 합니다.

〈음식위생 규칙〉

우리가 해야 할 일	왜 그렇게 해야 하는가
손을 잘 씻어야 한다. - 음식과 관련된 영역에 들어가기 전 - 화장실을 사용한 이후 - 생고기, 가금류, 조개류, 계란과 고위험 음식을 만진 이후 - 음식을 만지기 전, 후 - 기침이나 손수건을 사용한 이후 - 얼굴이나 머리카락을 만진 이후 - 쓰레기를 청소하거나 만진 이후	- 많은 박테리아가 우리의 피부에 있기 때문이다. - 대부분은 무해하나, 일부는 그렇지 않을 수 있다. - 유해한 박테리아가 음식으로 전해졌을 때 질병의 원인이 된다. - 추가로 손을 통해 음식이나 다른 표면에 박테리아가 전염될 수도 있다. - 특히 생고기, 가금류 등을 조리하기 위해 만질 경우 손을 깨끗하게 씻지 않으면 매우 위험할 수 있다.
코를 만지거나 기침을 하거나 음식물에 재채기하지 말아야 한다.	개인 청결은 필수적이다. 만약 개인위생을 철저하게 다루지 않으면 음식에 박테리아가 전염될 수 있다.
음식을 손으로 만지는 것을 피해야 한다. 가능하면 집게를 사용해야 한다.	손이 식품과 직접 접촉하지 않을수록 전염될 가능성이 작아진다.
음식물과 직접 접촉하는 접시와 칼의 접촉 부분을 만지지 않는다.	손을 통하여 박테리아가 접시나 칼에 옮겨질 수 있으며 옮겨진 박테리아가 다시 식품으로 옮겨질 수 있다.
머리카락을 일회용 모자로 덮고 음식에서 머리카락이 떨어지지 않도록 하며 머리를 음식 주변에서 빗지 말아야 한다.	머리카락과 두피는 음식에 빠지기 쉬운 많은 박테리아를 가지고 있다.
손톱을 짧고 깨끗하게 유지하고 네일 광택제를 사용하지 말아야 한다.	박테리아는 긴 손톱 아래에 가장 많다. 손톱 아래 박테리아가 음식에 들어가기 쉽다.
귀금속으로 손목 장신구, 귀걸이, 브로치 또는 돌로 만들어진 반지 등을 착용하지 말아야 한다.	박테리아가 이들 장신구에 있을 수 있다. 돌이나 금속이 음식에 떨어질 수 있다. 손이나 손목은 깨끗하게 씻기 어렵다.

우리가 해야 할 일	왜 그렇게 해야 하는가
밝은 색상(파란색이 좋음)의 방수기능이 있는 밴드 등으로 상처 난 곳을 덮어야 한다.	이와 같은 상처는 종종 박테리아에 감염된다. 박테리아의 확산을 막기 위해 적절하게 덮어야 한다. 착색된 드레싱은 식품에 떨어지면 쉽게 발견될 수 있다.
복통, 종기, 기침, 감기 또는 눈과 귀의 염증이 생기면 관리자에게 알려야 한다. 방수 밴드로 상처를 덮었어도 관리자에게 알려야 한다.	이러한 상태로 고통받고 있다면 음식을 오염시킬 수 있다.
옷 위에 깨끗하게 입을 수 있는 앞치마를 착용해야 한다.	자신의 의복에 박테리아가 묻어 있을 수 있다.
음식이 있는 곳에서는 **흡연해서는 절대로 안 된다.**	법 위반사항이며 음식물이 오염될 수 있다.
날고기와 조리된 음식을 구분해서 두어야 한다. 특히 생고기, 가금류와 조리된 고기와 조리된 가금류는 구분해야 한다.	날 음식은 추가 요리 없이 먹을 수 있는 다른 음식에 박테리아를 퍼트 릴 수 있다. 작업대과 냉장고 내에서 그들을 따로 따로 보관해야 한다.
정확한 온도에서의 음식 보관 및 준비를 해야 한다. 반드시 "고위험" 음식을 기억해야 하며 "위험 온도"를 기억해야 한다.	"고위험(high risk) 음식" (육류, 가금류, 그래비 등)은 박테리아가 성장하는데 필요한 영양소와 수분을 가지고 있다. "위험 온도"는 (5℃~63℃)이며 이 온도에서 박테리아는 매우 빠르게 증식할 수 있다.
음식의 중심부까지 적어도 70℃의 온도로 가열되도록 음식을 아주 철저하게 익혀야 한다.	이는 박테리아를 죽이기 위해 필요하다. 단, 일부 박테리아는 해당 온도에도 죽지 않고 살아남는다.
차가운 음식을 최대한 빨리 조리 한 다음 냉장 보관해야 한다.	온도위험지대(temperature danger zone)에 음식물이 오래 있는 위험을 줄이기 위함이다.

우리가 해야 할 일	왜 그렇게 해야 하는가
음식을 냉장고에 꺼낸 후 너무 멀리 떨어진 곳에서 음식을 준비하거나 냉장고에서 너무 일찍 꺼내지 말아야 한다.	온도위험지대(temperature danger zone)에 음식물이 오래 있는 위험을 줄이기 위함이다.
냉동 음식은 조리하기 전에 완벽하게 해동해야 한다. 특히 가금류와 큰 덩어리의 고기는 더욱 주의해야 한다.	음식의 중심이 조리 중에 박테리아를 파괴하는 데 필요한 온도에 도달하기 위해서는 철저한 해동이 필수적이다.
날 음식은 절대 재냉동하지 말아야 한다.	익지 않는 음식을 다시 냉동시키면, 박테리아가 그 음식 안에 남아있게 될 것이고 음식을 다시 해동하면 매우 심각하게 활성화될 것이다.
가능하면 음식물은 뚜껑으로 덮어두어야 한다.	오염으로부터 보호하기 위해 음식물을 덮어두어야 한다.
재고 음식은 위치를 회전(오래된 저장품을 먼저 소비)시키며 유통 기간 내에 사용한다.	올바른 순서로 재고 음식을 사용하면 박테리아 증식 위험을 줄일 수 있으며 식품의 품질에 영향을 미치는 것을 줄일 수 있다.
음식을 조리하기 전에 작업장이 깨끗한지 항상 확인해야 한다.	이미 존재하는 박테리아를 죽이기 위해서는 깨끗한 청소가 필요하다.
주방용품 및 장비는 사용 전후에 깨끗하게 청소해야 한다.	주방용품 및 장비가 박테리아에 의해 오염되었을 수 있다.
깨끗한 행주(wiping cloths)를 사용해야 한다.	더러운 천(wiping clothes)은 박테리아를 퍼트린다.
서로 다른 세정 용액을 섞지 말아야 한다.	혼합물은 비효과적이며 유독 가스가 나올 수 있다.
날 음식과 접촉한 주방 도구는 최대한 깨끗하게 청소해야 한다(세제를 사용하여 표면을 반드시 흐르는 물로 설거지해야 한다).	교차오염이 발생하지 않도록 해야 한다.
전체 작업장에 대한 청소 스케줄을 작성해야 한다.	누가 어떻게 무엇을 등의 육하원칙에 맞는 목록과 일을 정하고 시간표대로 실행해야 한다.

(출처: R.J. Donaldson. 1996)[43]

chapter 14

좋은 영양 섭취

♣ 발달장애인과 함께하는 시설에서는 이용자에게 식사와 간식을 제공합니다. 좋은 영양과 수분 유지는 이용자의 건강과 안전에 중요한 요소이기 때문에 종사자에게는 이 분야에 대한 기본적인 지식과 기술을 알고 있어야한다. 건강한 삶을 유지하기 위해 필요한 음식 섭취와 수분 섭취의 중요성을 알아야 하며 좋지 않은 영양 섭취와 수분 부족의 징후와 증상을 이해하고 좋은 영양과 음식 위생 환경을 만들 방법을 적용할 수 있어야 합니다.

좋은 영양 섭취와 수분 섭취(hydration)의 중요성

음식과 물이 생존의 근본이라는 것을 우리는 모두 알고 있습니다. 그 중요성에도 불구하고 발달장애인과 함께 하는 시설에서는 음식 섭취와 물을 먹는 것에 관해 관심이 부족한 것이 현실입니다. 스스로 자신의 건강을 챙기기 어려운 발달장애인의 건강관리를 위해 종사자는 이용자가 좋은 음식을 먹고 충분히 물을 마실 수 있도록 지원해야 합니다.

좋은 영양 섭취가 중요한 이유

좋은 영양 섭취가 의미하는 것은 균형 잡힌 식생활을 하며 활동량에 충분할 만큼만 적절하게 먹는 것을 말합니다(너무 많이 먹지 않는 것이 바람직합니다). 이에 균형 잡힌 식단은 건강 유지에 중요합니다. 적절한 몸무게를 유지하도록 도움을 주며 신체가 건강할 수 있도록 필요한 모든 것을 제공합니다. 과일, 채소, 빵, 파스타, 유제품과 같은 음식의 탄수화물과 칼슘은 에너지를 제공하며 치아와 뼈를 튼튼하게 합니다. 고기, 달걀, 생선과 닭의 단백질로부터 아미노산(amino acid)이 만들어지며 우리의 면역 체계, 근육, 호르몬, 신경 시스템과 기관들을 만들고 치료합니다. 지방은 뇌와 호르몬에 필요하며 비타민과 미네랄은 신진대사 및 면역 체계에 필요합니다. 과일과 야채에서 나오는 산화 방지제는 태양과 오염 및 질병으로부터 몸을 보호하는 데 도움을 줍니다.

영국 NHS의 Eatwell Guide는 우리가 건강하고 균형 잡힌 식단을 위해 각 식품군에서 얼마나 많이 먹어야 하는지를 보여주고 있습니다. 식사마다 균형을 이루지 않아도 되지만 하루 또는 일주일 단위로는 균형을 잡아야 합니다.

Eatwell Guide[44]는 우리가 먹고 마시는 음식을 다섯 개의 주요 음식군으로 나누고 있습니다. 우리 몸이 건강하기 위해 필요한 영양소를 섭취하기 위한 음식을 제시하고 있습니다. 지방은 적게 섭취해야 하며 소금과 설탕이 많이 함유된 음식은 피해야 합니다. 식물성 기름과 올리브유와 같은 식물성 원료에서 나오는 불포화 지방은 건강에 좋은 지방입니다. 하지만 모든 종류의 지방은 에너지가 풍부하기 때문에 소량만 섭취해야 합니다.

부족한 영양 섭취의 징후

좋은 영양은 신체적, 정신적인 건강을 증진하는 반면, 나쁜 영양은 질병과 심지어 사망에까지 이르게 합니다. 다음의 열악한 영양의 증상은 경미한 상태에서 심각한 상태까지 다양합니다.
- 건조한 피부와 머리칼, 부서지기 쉬운 손톱, 구취(bad breath)
  변비와 소화기질환, 흐릿한 시력, 염증이 있는 눈, 안구 감염
  빈혈, 피로, 과민성과 우울, 불면증, 저혈압, 면역체계 문제

일반적으로 여성은 하루에 약 2,000칼로리를 섭취해야 하고 남성은 약 2,500칼로리를 섭취해야 합니다. 대부분의 사람이 필요로 하는 칼로리보다 많은 칼로리를 섭취하고 있습니다. 칼로리, 지방, 포화 지방, 설탕, 소금이 적게 포함된 음식을 선택할 수 있도록 위의 음식 라벨을 적용해야 하는 것이 필요합니다.

좋은 영양 섭취를 위한 7가지 고려요소
① 하루에 여러 가지 과일과 야채를 적어도 5가지를 섭취
많은 사람이 충분한 과일과 야채를 먹지 않고 있습니다. 과일과 야채는 매일 먹는 음식의 1/3 이상을 차지해야 합니다. 매일 다양한 과일과 야채를 먹는 것을 목표로 해야 합니다(신선한 과일과 야채, 냉동, 통조림, 건조 또는 주스의 과일과 야채). 단, 과일 주스와 스무디는 하루 총 150mL 이하로 제한되어야 합니다. 과일과 야채는 비타민, 미네랄 및

섬유질의 좋은 원천이 됩니다. 발달장애인 시설에서는 간식을 준비할 때 되도록 과일과 야채 위주로 준비하는 것이 바람직합니다. 만약 과일과 야채로 간식을 준비하기 어렵다면 야채 주스와 같은 것을 적용하는 것도 좋은 방안이 될 수 있습니다.

② 탄수화물에 의한 기본 식사

탄수화물이 많은 음식은 우리가 먹는 음식의 1/3 이상을 차지해야 합니다. 쌀, 파스타, 현미와 같이 섬유질이 많은 통 곡류를 먹거나 감자를 먹는 것이 좋습니다. 흰 빵과 파스타는 섬유질이 풍부합니다. 탄수화물이 많은 음식은 좋은 식생활이며 우리의 식단에서 영양소의 주요 공급원이 됩니다.

③ 유제품과 낙농 제품(예, 두유 및 요구르트 등)

우유, 치즈, 요구르트 등은 단백질과 비타민의 좋은 영양 공급원이며 칼슘은 우리의 뼈를 튼튼하게 해 주는 중요한 영양 공급원이 됩니다. 지방이 적은 우유, 저지방 치즈나 저지방 요구르트와 같이 가능한 저지방과 저 설탕 제품을 구매해야 합니다.

④ 단백질 섭취(콩, 생선, 달걀, 고기, 기타 단백질)

연어나 고등어 같은 기름기 많은 생선은 매주 섭취하도록 노력해야 합니다. 이러한 음식은 단백질, 비타민, 미네랄의 좋은 원천이 됩니다. 콩류의 음식은 지방이 적고 섬유질과 단백질이 많기 때문에 고기를 대신할 수 있는 좋은 대안이 됩니다. 살코기와 다진 고기를 선택하고, 베이컨, 햄, 소시지와 같은 가공된 고기는 적게 먹어야 합니다.

⑤ 불포화 기름을 선택하고 소량으로 나누어서 먹음

야채, 유채, 올리브 그리고 해바라기 씨를 포함한 불포화 지방은 건강에 좋은 지방입니다. 그러나 모든 종류의 지방은 에너지가 높기 때문에 조금씩 먹어야 한다는 것을 기억해야 합니다.

⑥ 지방, 소금 및 설탕은 자주 먹지 말고 적게 먹음

초콜릿, 케이크, 비스킷, 설탕이 든 탄산음료, 버터, 아이스크림과 같은 음식은 자주 먹지 말아야 합니다. 만약 먹어야 한다면 적은 양을 섭취하도록 해야 합니다.

⑦ 충분한 수분 섭취로 하루 6~8컵을 먹는 것을 권장

물, 저지방 우유 및 차 또는 커피를 포함한 저당 또는 무설탕 음료는 충분하게 섭취하는 것이 바람직합니다. 그러나 과일 주스와 스무디는 수분 섭취에는 도움을 줄 수 있지만, 치아 손상을 줄 수 있는 당을 함유하고 있음으로 하루 150mL 이하로 먹어야 합니다.

발달장애인의 영양

발달장애인은 영양 섭취에 어려움을 겪는 특별한 이유가 있을 수도 있습니다. 특히 복잡한 건강상의 필요가 있는 사람(those with complex health needs)은 더욱 그럴 수 있기 때문에 건강식품 선택과 건강한 식사에 초점을 맞추어야 합니다.

발달장애인의 영양 상태가 나빠지는 다양한 요인으로 신체적으로 문제가 있거나 치아 건강에 문제가 있는 경우가 있습니다. 씹고 삼키는 것에 어려움이 있기 때문에 음식에 대한 선택에 제한적일 수 있습니다. 시설에서 가장 중요한 부분은 인력의 문제일 것입니다. 발달장애인의 영양 관리에 있어서도 경험 있는 직원이 필요합니다.

특별식(치아가 없는 경우 쉽게 삼킬 수 있도록 음식을 변형해주어야 함)이 요구되는 사람에게는 섭식 전문가가 필요하나 현장에서는 이러한 전문가를 찾을 수 없는 것이 문제가 되고 있으며 섭식 지원 장비가 부족한 상황입니다.

위 식도 역류 질환과 변비 및 설사와 같은 소화 장애가 있는 사람과

신체적으로 위와 같은 질환이 있는 경우 불쾌함으로 먹지 못하는 사람은 영양 상태가 나빠지기 쉽습니다. 식사할 때 다른 사람의 도움이 필요한 발달장애인은 더욱 취약할 수밖에 없고 스스로 음식을 먹을 수 없는 것은 식사의 즐거움이 감소시킬 수 있습니다. 복용하는 약 중에는 식욕에 영향을 줄 수 있는 약물도 있으며 발달장애인의 균형 잡힌 식사와 필요성에 대한 이해와 정보 부족도 발달장애인의 영양 상태가 나빠질 수 있는 원인이 될 수 있습니다. 특히 의사소통의 어려움은 중요한 요인이 됩니다. 음식 섭취와 음식 취향을 표현하는 데 어려움이 있는 발달장애인의 경우 종사자가 개별 이용자의 음식 섭취와 음식 취향을 알고 적절한 지원을 할 수 있어야 합니다. 그러나 종사자가 임의로 판단하여 음식 섭취를 지원할 경우 이용자는 음식을 거부하고 제대로 된 영양 섭취가 어려워질 수 있습니다. 이에 가정과 연계하여 음식 섭취와 관련한 충분한 정보를 파악하고 적용할 수 있어야 합니다.

 복합적인 건강상의 어려움과 특별식이 필요한 발달장애인(people with complex health and particular dietary need)은 특별한 식이요법과 식사가 요구됩니다. 종사자는 이러한 특별한 발달장애인에게 적절한 식사 서비스를 제공할 수 있어야 합니다. 삼키는 데 어려움을 겪고 있는 사람, 당뇨병을 앓고 있는 사람, PEG(경피적내시경위조루술-피부경유내시경위창냄술. 내시경을 이용하여 복벽과 위에 누공을 조성하는 수술로 점적 주입을 하지 않아도 영양공급이 가능)로 관을 통해 영양을 공급받아야 하는 사람이 있는 경우와 같이 식사 및 영양공급에 특별한 도움이 필요한 경우 관련 전문가로부터 특별 교육을 받아야 합니다.

 수분 섭취의 중요성 - 왜 수분 섭취가 중요한가!
 체중의 약 60~70%는 수분이 차지하고 있습니다. 체온을 유지하고 조절하며 영양분을 운반하고 신체를 통해 폐기물을 이동시키며 관절의 윤활성을 높이며 두뇌를 포함한 신체의 모든 부분이 잘 기능할 수 있도록 돕는 중요한 역할을 수행합니다.

정기적인 수분 섭취는 건강에 필수적입니다. 만약 수분이 부족하면 변비, 요로 감염, 담석, 피부 가려움증, 마른기침과 같은 질병의 위험에 노출되기 쉽습니다. 연구 결과 뇌졸중, 천식과 방광암 및 대장암 예방에 충분한 수분 공급과 관련이 있습니다. **성인은 하루에 6잔에서 8잔(약 1.5ℓ)의 물을 마셔야 탈수를 예방할 수 있습니다**(신체의 크기와 활동 수준에 따라 다를 수 있다). 높은 온도에서는 물을 더 많이 마셔야 합니다. 필요로 하는 수분 섭취량보다 적은 물을 섭취할 경우 탈수될 수 있으며 경미한 탈수일지라도 어린아이, 노인 및 건강 상태가 좋지 않은 사람에게는 치명적일 수 있습니다. 만약 탈수된 것을 알게 된다면 빨리 병원에서 영양제를 맞도록 해야 합니다. 배변 통제에 문제(요실금 등)가 있는 사람들은 종종 마시는 음료의 양을 줄이게 되는 데 이것으로 인해 탈수의 위험이 더욱 커질 수 있습니다.

경미한 상태에서 보통 수준의 탈수 상태는 다음과 같습니다.
- 갈증, 어지럽거나 가벼운 현기증, 마른 입술, 입과 눈, 두통
  피곤함, 진한 소변, 잦은 소량의 배뇨(하루 3번~4번 이하), 무기력

보통의 경우, 탈수는 의학적인 조치 없이 수분을 많이 섭취함으로써 해결될 수 있습니다. 그러나 심각한 탈수 증상이 나타나면 급히 의료상의 지원을 받아야 할 수도 있습니다. 탈수가 지속되면 다음과 같은 악영향을 줄 수 있습니다. 신장결석에 영향을 줄 수 있으며 간, 관절 및 근육 손상을 유발할 수 있고 콜레스테롤 문제를 유발할 수 있으며 변비를 유발할 수 있습니다.

어떻게 하면 좋은 영양과 수분 섭취를 권장할 수 있는가?

열악한 수준의 영양 섭취와 수분 섭취는 건강한 삶을 위협할 수 있습니다. 이용자에게 올바른 영양 섭취와 수분 섭취에 관하여 가능한 한 자주 교육하고 알려주는 것이 중요합니다. 좋은 영양과 수분을 섭취할 수 있는 몇 가지 좋은 방법이 있습니다.

좋은 영양분으로 건강하게 먹는 법에 관해 아는 것이 중요합니다. 좋은 영양 섭취 방법에 대해 종사자들이 학습하는 것이 필요합니다. 균형 잡힌 식사요법에 관한 정보를 제공하고 이용자의 필요에 맞는 방식으로 이를 수행해야 합니다. 이를 위해 TV의 음식 프로그램을 함께 보면서 이야기할 수도 있으며 외식을 통해 건강한 식습관에 관해 실제적인 이야기를 할 수 있습니다. 이처럼 가능한 한 모든 방법을 활용하여 균형 잡힌 영양을 섭취 할 수 있도록 도와야 합니다.

만약 요리하는 사람이라면 건강에 좋은 요리를 하는 데 초점을 맞추어야 합니다. 이용자가 좋은 음식을 섭취할 수 있도록 격려하고 적절한 운동을 할 수 있도록 돕고 이용자에게 물이나 음료를 통해 충분한 수분 섭취를 해야 하는 것의 중요성을 수시로 교육하고 설명하는 것이 필요합니다. 또한 다른 사람들과 어울려 식사하는 사회성 향상에도 도움이 되지만 함께 식사하면서 더욱 건강한 식사가 가능할 수 있습니다. 건강한 식습관을 통해 좋아질 수 있는 외적인 모습이 가져오는 자존감을 격려하고 강화할 수 있습니다. 가족, 친구 등 적절한 외부의 도움을 받는 것이 필요하며 이용자에게 쿠킹, 건강 및 헬스 등의 활동에 참여하고 관심 가질 수 있도록 격려하고 돕는 것도 좋은 방법이 됩니다. 특히 과일과 채소 등의 음식물을 키우도록 하는 것도 좋은 방법이 될 수 있습니다. 본인이 키운 과일과 야채를 바로 채취하여 먹는 것은 식사 시간을 즐겁게 만들 수 있기 때문입니다. 이에 식사 시간이 지루하거나 선택에 있어서 제한을 두어서는 안 될 것입니다.[19]

chapter 15

감염확산 방지

♣ 발달장애인과 함께하는 시설에서는 바이러스, 박테리아, 기생충과 곰 팡이 같은 미생물에 의한 감염에 항상 조심해야 합니다. 눈에 보이지 않는 바이러스에 의해 감염된 경우 체내에 들어온 이후 잠복기를 지나 발병하면 설사, 구토, 복통, 발열 등의 증상이 발생할 수 있습니다. 일반적인 감염 증 상은 일정 시간이 지나면 자연스럽게 치유되나 면역능력이 약한 발달장애인 은 심각한 문제(토사물에 의한 질식 등)로 이어질 수 있습니다. 종사자는 감염을 예방과 확산 방지 방법을 알고 있어야 합니다.

주간보호센터를 이용하는 미정(가명) 씨는 점심 이후 갑자기 설사와 구토를 하기 시작하였습니다. 청결하고 깨끗하게 잘 관리되는 시설이라고 소문난 주간보호센터에서 이러한 일이 발생하자 종사자들은 당황하였습니다. 그러나, 같은 식단의 점심을 먹은 다른 사람들이 모두 정상인 것을 볼 때 아마도 주간보호센터가 아닌 다른 곳에서 문제가 생긴 것이 아닌가? 의심하였습니다. 가정에 급히 연락하여 미정 씨를 조기 귀가시키고 설사와 구토를 하는 사람이 없는지 다시 점검하였습니다. 다행히 미정 씨 이외에는 모두 양호하였습니다.

장애인복지시설에서는 세균에 의한 감염이 언제나 발생할 수 있습니다. 센터에서 아무리 위생적으로 관리해도 미정 씨의 사례와 같이 외부에서 감염이 될 수 있습니다. 감염은 바이러스, 박테리아, 기생충 및 곰팡이 같은 미생물에 의해 퍼집니다. 눈에 보이지 않는 바이러스에 의해 감염된 경우 체내에 들어온 이후 잠복기를 걸쳐 발병하면 설사, 구토, 복통, 발열 등의 증상이 발생할 수 있습니다. 종사자는 이용자가 갑작스러운 감염 증세를 보일 때 적절하게 대처하는 방법을 알고 있어야 합니다. 장애인복지시설에서 가장 주의해야 할 감염에 의한 질병은 노로바이러스에 의한 감염입니다. 노로바이러스에 의한 집단 감염은 학교 등에서 많이 일어나고 있습니다. 특히 노인이나 어린아이와 같이 면역력이 약한 사람들은 감염에 더욱 취약합니다. 폐쇄 집단이나 반 폐쇄 집단 즉, 병원이나 감옥, 기숙사, 순항하는 배와 같은 곳에서 노로바이러스에 의한 집단 감염이 발생하면 사람 사이의 전파나 음식물에 의해 빠르게 퍼질 수 있습니다.[45]

종사자의 감염 확산 방지 역할

'감염'이란 병을 일으킬 수 있는 세균, 바이러스 등 미생물이 우리 몸에 들어와 그 수가 많아지는 것을 감염이라고 합니다. 우리 몸에 들어

온 세균으로 인해 열, 염증 등의 증상을 보인다면 "발병"이라고 말합니다. 하지만 감염이 되었다고 반드시 증상이 나타나는 것은 아니며, 증상이 없는 감염의 경우 항체 생성 여부를 확인하여 감염 여부를 확인할 수 있습니다.[46]

서비스 이용자들은 질병과 전염에 걸리기 쉬운 경향이 있습니다. 여러 명이 같이 생활하고 있는 곳에서는 더욱 신중하게 대처해야 합니다. 만약 전염될 수 있는 질병이라면 아픈 이용자를 집으로 돌려보내 바로 병원에 가도록 조치하는 것이 바람직합니다. 그러나 시설에서 생활하는 경우라면 시설 내에서 또는 병원에서 다른 이용자와 접촉하지 않도록 격리하여 치료해야 합니다.

우리는 박테리아와 바이러스성 질병을 100% 막을 수는 없지만, 아래와 같은 방법으로 최소화할 수는 있습니다.

① 서비스 이용자가 화장실을 사용한 후와 음식물을 먹기 전에는 반드시 손을 씻도록 해야 합니다.

② 서비스 이용자가 자주 만지는 물건(장난감, 인형 등)은 깨끗하게 관리해야 합니다.

③ 환경을 청결하게 유지하며 환기가 잘되도록 관리해야 합니다.

④ 감기에 걸려 콧물을 풀거나 기침을 할 때 티슈로 처리해서 전염되는 것을 최소화해야 합니다.

⑤ 야외에서 돌아왔을 때는 반드시 손을 씻도록 해야 합니다.

⑥ 직원 역시 전염을 막기 위하여 손을 잘 씻는 등의 위생 규칙을 솔선수범해서 지켜야 합니다.

⑦ 음식과 음료수는 냉장고에 보관해야 하며 상하거나 유통기한이 지난 음식물은 즉시 버려야 합니다.

⑧ 상처 난 부위는 잘 소독하고 커버해야 합니다.

⑨ 서비스 이용자가 갑자기 감염에 의한 증세를 보이면 의학적 지원(응급조치, 병원 이동 등)을 하며 즉시 부모 혹은 돌보는 사람에게 연락하여야 합니다.

이용자에게 교육하고 훈련해야 합니다. 손 씻기와 같은 개인위생 교육은 이용자의 건강과 안전을 위해 중요하기 때문에 지속해서 교육하고 훈련해야 하며 이용자가 이해하기 쉬운 적절한 방법으로 반복적으로 알려주어야 합니다. 듣는 것과 문자를 이해하는 데 어려움이 있는 이용자가 있다면 이해하기 쉬운 상징을 이용하는 것도 한 방법이 될 것입니다. 또한 이용자가 집중할 수 있는 시간은 짧은 시간(약 10~20분 정도)이기에 여러 번 반복해서 교육하고 훈련해야 합니다.

장애인 시설 종사자로서 감염방지와 감염 확산을 막기 위해서는 다음과 같은 사항에 유의해야 합니다.
① 감염방지와 확산을 줄이는 실천 방법을 공부해야 합니다.
② 올바른 손 씻기를 할 수 있어야 합니다.
③ 개인 보호 복장과 장비 및 절차 사용법을 제대로 알고 적절하게 적용할 수 있어야 합니다.
④ 종사자의 좋지 않은 건강 상태와 위생습관이 다른 사람에게 감염 위험을 줄 수 있다는 것을 알고 있어야 합니다.
⑤ 감염이 쉽게 일어날 수 있는 화장실과 주방은 철저한 위생관리와 깨끗한 청소를 주기적으로 해야 합니다. 청소는 매일 일과가 끝난 시간을 활용하여 철저하게 수행하는 것이 바람직합니다.

매일 청결 관리를 통해 더욱 깨끗한 환경을 조성하는 것이 가장 기본이 됩니다. 시설의 모든 장소, 물건 및 차량에 대한 청소와 청결 관리를 철저하게 해야 합니다. 난간, 손잡이, 수도꼭지, 책상, 의자, 전화기, 키보드, 컴퓨터, 휠체어, 개인용 사물함, 신발장, 각종 교육 도구, 차량 실내외 등 모든 곳에 정기적으로 알코올 소독을 해야 합니다. 정기적(주 1회 정도)으로 관리하지 않으면 청결을 유지할 수 없습니다. 또한 벌레 등이 생기는 것을 막기 위해 주기적으로 전문 업체를 통한 소독을 해야 합니다. **종사자는 스스로 모범을 보여야 합니다.** 종사자가 먼저 올바른 손 씻기의 모습을 이용자들에게 보여주어야 합니다. 이용자에게만 손 씻기를 강조하기보다는 시설에 들어오는 순간부터 종사자가 먼저 모범을 보여야 합니다. 감염 확산은 장애인 거주시설, 직업재활시설 및 주간 보호시설과 같은 공동체 환경에서 사람과 사람에 의한 **교차 감염**(cross infection)에 의해 많이 발생합니다. 종사자는 교차 감염을 예방하기 위한 조치를 해야 합니다. 공공장소에서의 교차 감염은 통제하기 어렵지만, 일정한 사람이 함께하는 장애인시설에서는 철저한 위생관리를 수행한다면 교차 감염의 위험을 줄일 수 있습니다.

감염 예방을 위한 위생관리는 자신의 건강뿐만 아니라 함께 하는 모든 사람의 건강을 보호하는 것입니다. 시설에서는 자체적으로 위생 및 감염관리와 관련된 규정 또는 매뉴얼을 마련해야 하며 매뉴얼에는 종사자가 감염 증상이 있을 때의 절차도 포함해야 합니다.

종사자는 감염과 관련된 상황이 발생하면 법과 규정에 따라 대처할 수 있어야 합니다. 이를 위해서는 반복적인 훈련과 연습이 종사자와 이용자 모두에게 필요합니다. 예를 들어, 주방에서의 위생, 음식 준비 및 제공 시의 식품위생, 감기에 걸렸을 때의 조치, 감염 우려가 있는 질병에 걸렸을 때 대처(다수의 이용자가 있는 곳 대신 집과 같이 안전한 곳에서 지내도록 안내) 등 실제적인 감염 확산 방지 대처 방안을 마련해야 합니다.[19]

감염방지를 위한 손 위생으로 손은 감염 확산의 주요 경로입니다. 분당서울대병원 감염내과 블로그 자료에 따르면 사람 손의 한쪽에만 세균 수가 6만 마리나 됩니다. 한 마리의 세균이 10분에 한 번씩 분열할 경우, 20분 후에는 4마리, 1시간 후에는 64마리, 2시간 후에는 4,096마리, 3시간 후에는 26만 마리, 4시간 후에는 1,600만 마리라는 엄청난 숫자로 늘어납니다. 장시간 손을 씻지 않았을 때를 생각하면 세균의 숫자는 상상을 초월합니다. 피부병, 눈병, 식중독, 장티푸스 등은 모두 손을 통해 전염되며 면역력이 약한 발달장애인이 이용하는 시설은 전염에 취약할 수밖에 없습니다.

그러므로 이용자와 종사자 모두 손을 규칙적으로 씻을 수 있도록 관리해야 합니다. 종사자는 이용자에 대한 의료적 지원(personal care managing health), 음식 준비 및 쓰레기 처리 등의 활동을 하면서 세균을 통한 감염을 확산시킬 수 있기 때문에 더욱 손 위생에 주의해야 합니다. 손을 제대로 씻는 것은 감염 방지에 기본입니다. 시설에서 감염은 종사자를 통해서도 전염될 수 있기 때문에 종사자 또한 감염방지를 위해 손 씻기와 같은 개인위생 관리를 위해 노력해야 합니다.

다시 한번 강조하면, 다음의 경우에는 반드시 손을 씻어야 합니다. 화장실 사용 후, 외출에서 돌아온 직후, 환자와 접촉한 이후, 기침, 재채기, 코를 푼 후, 식사 전과 후, 콘택트렌즈를 갈기 전, 책이나 컴퓨터를 만진 후, 애완동물에게 음식을 먹인 후에 그리고 애완동물을 씻긴 이후, 종사자로서 일을 시작하기 전과 일을 마친 이후 등입니다.

개인보호장구 PPE(personal protective equipment) **착용으로** 'PPE'로 알려진 개인 보호 장비는 감염병(세균)이 포함되어 있을 수 있는 혈액이나 체액과 접촉하는 특정 작업을 수행하는 동안 의료 종사자를 보호하는 데 주로 사용됩니다. 그러나 발달장애인복지 현장에서도 전염병에 걸린 사람이나 특별한 관리가 필요한 사람과 접촉해야 하는 상황이 있을 수 있습니다. 예를 들어 간염이나 식중독에 걸린 경우, 수술 후 회복 중인 경우, 대소변 처리, 상처 치료 및 각종 피부질환으로 연고를 바르는 경우, 감기에 걸린 경우 등 감염 우려가 높은 상황에 노출될 수 있습니다.

대표적인 PPE는 일회용 장갑, 일회용 앞치마, 마스크, 일회용 고무장갑 등이 있습니다. 장갑과 앞치마를 착용하는 것은 효과적인 감염방지법으로 다음과 같은 경우에 필요합니다. 화장실을 이용하는 사람을 도와야 하는 경우, 체액(소변, 배설물, 구토, 혈액, 땀, 점액)이나 체액을 다루어야 하는 경우, 더러워진 커버 등을 처리해야 하는 경우, 발진이 있거나 피부에 트러블이 나거나 생리가 있는 사람과 접촉해야 하는 경우 등입니다. 위와 같은 작업을 하기 전후에는 반드시 손을 씻어야 합니다. 또한, 환기될 수 있도록 창문을 개방해야 한다. 공기 중으로 감염이 확산될 수 있기 때문에 외부에서 공기가 유입될 수 있도록 해야 한다. 개인보호장구를 착용했을 때에는 이용자들에게 그 이유를 설명해주어야 합니다. 왜 이러한 복장을 착용하고 있는지 이유를 잘 설명해주어야 합니다. 익숙하지 않은 모습에 이용자가 놀랄 수 있기 때문입니다.

참고로, 드레싱 패드(dressings pads), 바늘(needles), 더러워진 린넨(섬유, soiled linen)과 같은 오염된 폐기물은 특정 폐기물 쓰레기통에 버려야 합니다.

종사자의 건강관리 강조로 종사자의 경우 외부에서 이용자보다 더 많은 접촉이 있을 수 있기 때문에 세균에 감염되기 쉬우며 병을 전염시킬 수 있는 확률이 이용자보다 높을 수 있습니다. 이 때문에 이용자의 건강관리 못지않게 종사자의 건강관리도 역시 중요합니다. 매년 건강검진을 통해서 종사자의 건강 상태를 점검해야 하며 종사자 역시 매일의 건강 상태를 파악해야 합니다. 시설 내부 규정과 교육을 통해 본인의 건강 상태가 좋지 않은 경우 반드시 보고하고 적절한 조치를 취해야 합니다.

종사자의 감염 우려 시 조치로 종사자가 감기, 독감, 질병, 설사 등의 증상을 보이면 이용자에게 옮길 우려가 있기 때문에 집에서 요양하는 것이 바람직합니다. 본인을 위해서나 다른 이용자를 위해서 꼭 필요한 조치입니다. 종사자는 병원에서 치료를 받을 뿐 아니라 반드시 다른 사람에게 감염질환 인지를 확인해야 합니다. 감염 우려가 없다는 것을 의료기관에서 진단받은 후 출근할 수 있도록 해야 합니다. 감염의 우려가 없다는 것을 진단받기 전까지는 자택 근무를 하도록 하며 자택에서 근무 시에도 마스크와 손 소독을 철저히 하고 가능한 한 타인과의 접촉을 피해야 합니다. 또한 타월과 같은 것은 따로 사용해야 합니다. 종사자 가족이 설사와 구토와 같은 증상이 있는 경우에도 위와 같이 동일하게 대처해야 합니다.

종사자의 개인위생 실천으로 종사자의 올바른 위생관리도 이용자의 감염방지를 위해 중요합니다. 머리카락, 의복과 피부에 대한 올바른 개인위생 관리가 필요합니다. 또한 위생적으로 좋지 않은 환경에 노출되지 않도록 시설 내외의 환경을 청결하게 관리해야 합니다. 종사자가 실천해야 하는 개인위생은 다음과 같습니다. 매일 목욕하거나 샤워를 하며 데오도란트(deodorant) 사용을 권장합니다. 매일 머리를 감으며 깨끗한 옷과 신발을 착용해야 합니다. 또한, 긴 머리카락은 묶는 것이 바람직하며 철저한 손 씻기를 해야 합니다. 올바른 보호장비 사용은 이용자를 돌보거나 각종 감염이 우려되는 것(쓰레기 등)을 관리할 때 종사자와 이용자의 건강을 보호하고 감염 확산을 예방하는데 도움이 됩니다.

반지와 귀걸이 등의 개인 장신구는 갑작스러운 사고 발생 시 본의 아니게 다른 사람 또는 본인에게 상해를 입히거나 감염을 퍼트릴 수 있음으로 장애인 시설에서 일하는 동안에는 착용하지 않는 것이 바람직합니다. 날카로운 물건을 주머니 등에 소지하고 있지 말아야 합니다. 움직이는 과정에서도 부주의하게 다른 사람에게 상처를 입힐 수도 있기 때문입니다. 또한 날카로운 손톱과 과도한 네일아트 등도 이용자에게 위험할 수 있음으로 피하는 것이 바람직합니다.

종사자의 예방접종으로 감염병 예방의 위해 종사자도 **독감 인플루엔자, B형 간염, A형 간염, 폐렴구균** 예방주사를 맞는 것이 필요합니다. 질병관리본부에서 권장하기로는 보육 시설 종사자의 경우 인플루엔자, 수두, 파상풍 디프테리아 백일해, 홍역, 유행성이하선염, 풍진, A형 간염 예방주사를 맞을 것을 강조하고 있으므로 이에 준하여 발달장애인 시설 종사자도 관리하면 좋을 것입니다.[47] 그러나 최소한 겨울철 독감 인플루엔자와 B형 간염 및 A형 간염 예방주사의 경우 기관 차원에서 예산을 반영하여 예방접종을 하는 것이 바람직합니다(사회복무요원도 포함).

종사자의 건강진단 및 조치로 장애인 시설 종사자는 연 1회 건강진단을 해야 합니다. 국민건강보험법 시행령 제25조에 의한 일반 건강검진으로 적용할 수도 있습니다. 단, 지도·감독을 수행하는 지자체와 협의해야 합니다. 장애인시설 종사자의 경우 보육교사와 같이 비사무직 근로자에 해당하여 연 1회 건강검진 시행 대상이 되며 검사 결과는 건강보험관리공단 홈페이지에서 확인할 수 있습니다.

종사자를 신규로 채용하면 채용신체검사서(공무원 채용신체검사서 준용 가능)를 제출하도록 해야 합니다(단, 인사 규정에 해당 내용이 포함되어 있어야 함). 또한 1년에 한번은 보건증을 발부받는다면 결핵검사, 세균성이질, 장티프스, 전염성피부 질환을 점검할 수 있습니다. 건강진단 결과 감염병으로 의심되거나 판명된 자는 완치 시까지 휴직시키거나 면직시키는 등의 조치를 해야 합니다. 예전에는 B형 간염의 경우 전염성으로 인해 업무를 수행하지 못하도록 했으나 현재는 B형 간염 바이러스는 공동생활 공간에서 일상적인 접촉을 통해 타인에게 감염의 가능성이 없어 격리 대상 질환으로 분류하지는 않습니다. 또한 잠복 결핵 감염자도 결핵에 해당하는 임상적, 방사선학적 또는 조직학적 소견이 없으며 결핵균 검사에서 음성으로 확인된 자로 신고 격리 대상이 아닙니다.[48]

질병관리본부 홈페이지에서는 잠복 결핵에 대한 안내 영상이 있습니다(꼭 영상을 보시기 바랍니다!). 잠복 결핵은 결핵균에 감염은 됐지만, 아직 전염성 결핵으로 발병하지 않은 상태여서 타인에게 전파되지 않습니다. 특별한 증상이 없고 X-RAY 검사에서도 정상으로 나오기 때문에 잠복 결핵은 피검사로 알아내야 합니다. 단, 잠복 결핵 감염자의 10% 정도가 평생에 걸쳐 결핵으로 발병할 수 있다고 합니다. 만약 장애인복지시설 종사자가 그 10%에 해당하여 결핵이 발병하면 집단생활을 하는 시설의 특성상 이용자와 다른 종사자에게 전파 가능성이 매우 큽니다.

잠복결핵감염 치료는 격리치료를 하지 않지만 잠복결핵감염 치료는 결핵약 한 종류 또는 두 종류를 적게는 3개월 많게는 9개월 동안 매일 1회 복용하는 방법으로 진행됩니다.

2016년부터 의료기관·학교·어린이집 등 집단시설 종사자 대상 결핵·잠복결핵검진 의무화가 결핵예방법 시행규칙 공포·시행(2016.08.04.)으로 위와 같은 곳에서 종사하는 모든 종사자는 결핵 검진 및 잠복결핵검진을 의무적으로 받아야 합니다. 결핵 검사(잠복 결핵 포함)에 대해 결핵 예방법 시행규칙 제4조에서는 장애인시설 종사자를 포함하고 있지 않으나 이용자의 감염방지를 위해 결핵 검진을 하는 것이 바람직합니다.

2017년 보육시설 종사자의 결핵 전염이 크게 사회문제화되어 2017년 하반기에는 사회복지시설 종사자에 대한 대대적인 잠복결핵감염 검진을 실행한 바 있습니다. 이에 Youtube의 결핵 공익 광고를 참고하면 좋을 것입니다. 추가적인 사항으로 종사자가 이용자에게 직접 배식을 하는 경우 보건증을 발급받는 것이 바람직합니다. 지역 보건소 1년에 한 번 정기적으로 검사를 받아 세균성 이질, 장티푸스, 전염성 피부질환, 폐결핵에 대한 검진 결과를 확인할 필요가 있습니다.

이용자의 감염 관련 건강관리

예방접종 확인으로 이용자 개별 파일에 '감염병 예방접종'을 기록하고 확인해야 합니다. 질병관리공단 홈페이지에서 예방접종 내역 조회를 통해 확인할 수 있으며 자세한 내용은 매년 발간되는 성인 예방접종 안내서(질병관리공단)를 참고하는 것이 필요합니다.

신규 이용 및 매년 감염병 확인으로 신규로 이용하는 경우 반드시 건강검진 결과를 첨부할 수 있도록 해야 합니다. 가장 좋은 것은 이용 전에 검진 결과를 가져올 수 있도록 하면 좋으나 어린이집의 경우도 30일 이내에 제출하도록 하고 있기 때문에 장애인 시설에서도 이용자가 최대한 빨리 제출할 수 있도록 안내해야 합니다. 병원을 통한 건강검진 또는 보건소를 통한 건강 검진을 정기적으로 받는 것이 필요합니다. 매년 건강검진을 통해 건강에 대한 점검 뿐 아니라 전염병에 대한 점검을 하는 것이 필요합니다.

식중독 및 감염병 의심 시 신고(관할 지자체 장애인 담당 부서 등)로 장애인복지사업에는 감염병 의심 시 신고에 관한 규정이 명확하지 않기 때문에 보육사업 안내를 참고하면 다음과 같은 감염병 발생 시 신고를 하는 것을 준용하는 것이 필요합니다(신고가 필요한 감염병) **수족구병, 풍진, 유행성 결막염, 인플루엔자(유행성 독감), 장염, 홍역, 유행성 이선염(볼거리), 전염성 농가진, 수두, 무균성 수막염, 결핵, 성홍열, 기타 감염병.**

  법정 감염병으로 1군 **감염병(6종)은** 콜레라, 장티푸스, 파라티푸스, 세균성 이질, 장 출혈성 대장균 감염증, A형 간염이 있습니다. **2군 감염병 12종은** 디프테리아, 백일해, 파상풍, 홍역, 유행성이하선염, 풍진, 폴리오, 일본뇌염, 수도, B형간염, B형 헤모필루스 인플루엔자, 폐렴구균이 있습니다. **3군 감염병은 22종으로** 4군 23종, 5군 6종, 지정 51종 등이 있으며 자세한 내용은 질병관리본부 감염병 포털에서 확인할 수 있습니다. 이용자가 위와 같은 감염병 증상이 의심된다면 최대한 빨리 격리하고 정확한 진단을 받도록 해야 합니다.

  감염병 환자 관리는 다음과 같습니다. 개인위생에 주의하며 주변 환경을 위생적으로 관리해야 합니다. 충분하고 균형 잡힌 영양공급과 휴식을 취할 수 있도록 해야 하며 환자 접촉 전과 후에는 손을 깨끗하게 씻고 필요하면 의복을 교체 착용해야 합니다. 물품은 개별적으로 사용하고 분리하여 세탁하며 접시, 컵, 식기 등은 세제로 세척하고 뜨거운 물로 소독해야 합니다. 분비물이 묻은 휴지, 면봉 등은 밀봉해서 처리하고 격리가 필요할 경우 정서적인 지지와 안전에 주의해야 합니다. 건강회복상태를 기록하여 확인하며 증상이 호전된 것처럼 보이더라도 감염의 우려가 없다는 의사의 확인이 있기 전에는 이동과 다른 사람과의 접촉을 최소화 하여 질병 전파를 막아야 합니다.

건강진단 및 조치로 이용자의 건강관리를 위해 시설에서는 매년 건강 진단을 해야 합니다. 인근 보건소를 통해 무료로 실시할 수 있습니다. 입소하는 이용자의 경우 이전 시설에서 건강진단을 받은 결과를 가지고 있거나 국민건강보험법에 의한 건강검진을 한 검사 결과 통보서로 확인 할 수 있습니다. 신규 이용자는 의료기관(보건소, 의원, 병원, 종합병원) 에서 건강 검진을 받은 건강검진 결과를 제출하도록 안내해야 합니다. 만약 치료해야 하는 이용자에 대해서는 보호자와 협의하여 필요한 조치 를 하여야 하며 전염성 질환에 의해 감염된 것으로 밝혀지거나 의심되 는 이용자는 시설로부터 격리 치료해야 합니다. 단 B형 바이러스는 공 동생활 공간에서 일상적인 접촉을 통해 타인에게 감염의 가능성이 없음 으로 B형 간염 바이러스 보균자로 판명된 이용자의 경우 격리 대상은 아닙니다.[57]

신종 바이러스 감염병에 대한 대처

2002년 중국에서 발병한 **사스**(SARS:중증 급성 호흡기 증후군, Severe Acute Respiratory Syndrome)는 전 세계로 확산되어 중국은 5,328명이 감염되어 349명이 사망했고 홍콩은 1,755명이 감염 299명 이 사망했으며 한국은 4명이 감염되었으나 사망자는 없었습니다. 2012 년 사우디아라비아에서 최초로 발생한 **메르스**(중동호흡기증후군 코로나 바이러스, Middle East Respiratory Syndrome Coronavairus)는 2015년 5월 30일까지 25개국에서 1,172명이 감염되어 그중 479명이 사망하는 등 매우 높은 치사율을 보였습니다. 한국은 2015년 5월 최초 로 메르스 환자가 발견되었는데 환자가 병원을 찾아다니느라 4개의 병 원을 찾아다니는 과정에서 가족과 의료진 및 병원의 환자들이 감염되는 등 초기대응에 실패하여 24개의 의료시설이 감염되고 그해 말까지 186 명이 감염되어 그중 38명이 사망하는 등 사회적으로 큰 파장을 일으켰 습니다. 당시 장애인복지시설에서는 매일 발열이나 호흡기 증세를 파악하고 손 씻기와 같은 개인위생을 강화하였으며 외부 프로그램을 제한하는 수준이었습니다. 시설을 휴관하는 등의 조치는 없었습니다. 2019년 12월 중국 우한시에서 발생한 바이러스성 호흡기 질환인 코로나19(novel coronavirus, 2019-nCoV)는 2020년 1월 중국 국적(우한시 거주) 여성이 인천공항으로 입국하는 과정에서 발열 등의 증세가 있어 검사 결과 확진자로 확정되었으며 여러 경로를 통해 확진자가 늘어났습니다. 그 과정에서 장애인복지시설은 많은 곳이 임시 휴관하였습니다. 2018년 현재 우리나라 내국인이 해외로 출국하는 사람이 2,860만 명에 이르고 국내에 입국하는 외국인이 1,530만 명에 이르는 등 한해 거의 4,400만 명이 넘어서고 있습니다. 이러한 상황에서 시설 종사자는 해외 방문 시 전염병이 예상되는 곳은 피해야 하며 감염병 확산 시기에는 많은 사람이 모이는 곳의 방문을 자제하고 개인위생을 솔선수범하여 철저히 준수해야 합니다. 또한 해당 지자체에서 안내하는 정보를 잘 파악하여 이용자에게 전달해야 합니다. 시설에서는 마스크, 일회용 장갑, 소독제 및 에탄올과 같은 감염방지를 위한 물품을 평상시 충분히 확보하고 있어야 합니다. 바이러스 감염병이 확산하기 시작하면 마스크와 소독제를 구하기 어려운 상황에 부닥칠 수 있기 때문입니다.

chapter 16

화재예방과 화재에 대처하기

♣ 발달장애인이 이용하는 시설에서는 화재 예방을 위해 다양한 요인을 고려해야 합니다. 특히 장애의 특성상 이동에 어려움이 있는 이용자와 휠체어를 이용하는 경우 화재 시 대피하는 방안을 강구해야 합니다. 발달장애인에게 적합한 안전교육을 정기적으로 수행해야 하며 실제적인 소방대피 훈련을 통해 취약점과 대처방안을 마련해야 합니다. 소방대피 훈련 시 종사자가 해야 할 역할에 대해 업무분장이 이루어있어야 하며 실제적인 모의 훈련을 해야 합니다.

55세의 지적장애인인 경숙 씨(가명)는 화재대피 훈련에 참여했습니다. 훈련 실시 전 행동요령에 대해 사회복지사가 교육한 후 화재대피 훈련이 시작되었는데 9층에 있는 주간보호센터에서 1층까지 실제로 대피 훈련에서 계단을 통하여 내려가는 시간이 무려 9분 30초나 걸렸습니다. 실제 화재가 발생하여 대피해야 할 경우 연기가 가득한 계단에서 이렇게 긴 시간이 걸린다면 위험할 수 있을 것 같아 경숙 씨를 안전하고 신속하게 이동시킬 방법에 대해 고심 중입니다.

나이가 많은 사람이나 휠체어를 이용하는 사람이 이용하는 장애인시설이 높은 층에 위치할 경우 화재 시 신속하고 안전하게 대피할 방법을 마련해야 합니다. 만약 실제적인 대피 훈련을 하지 않았더라면 이러한 문제점을 파악하기 어려웠을 것입니다. 대피하는 데 어려움이 있는 이용자가 누구이며 어떠한 어려움을 가졌는지 파악해야 합니다. 그래야 적절한 대비책을 마련할 수 있게 됩니다. 중요한 것은 실제로 훈련을 수행하지 않고서는 절대 문제점을 알 수 없다는 것입니다.

화재가 발생하면 항상 인명구조에 최우선을 두어야 합니다. 종사자 자신을 포함하여 다른 사람을 모두 구조하는 것이 가장 중요합니다. 화재 초기에 작은 불이라면 소화기를 사용하여 불을 진화할 수 있습니다. 알아야 할 점은 소화기를 통해 약재가 방출되는 시간은 20초에 불과하다는 것입니다. 그러나 소화기를 잘 사용하면 초기의 작은 불은 충분히 끌 수 있습니다. 만약 초기 소화에 실패했거나 이미 불이 천장까지 커진 상태라면 불을 끄기 위해 애쓰기보다는 경보를 울리고 화재 대피를 최대한 빨리 시작해야 합니다. 자신이나 다른 사람들이 화재위험 지역에 있다면 건물 밖 안전지대로 곧바로 나가는 것이 가장 중요합니다. 만약 이동이 어려운 발달장애인이 있는 경우 시설에서 정한 안전한 장소로 대피해야 합니다.

중요한 것은 화재가 발생하지 않도록 관리하는 것입니다. 이에 화재 예방 조치를 철저하게 지키며 만약을 대비하여 화재 발생 시 대처하는 방법(역할분담과 비상대피도와 대피요령)을 시설에서 일하는 모든 사람은 알고 있어야 합니다.

화재 예방 및 대피 방안 마련

영국의 경우 화재 안전과 관련된 규정에서는 위해성 평가와 관리를 강조하고 있습니다.[19] 화재위험 식별과 평가로 위험에 취약한 사람과 시설을 파악하고 있고 파악된 취약 부분에 대해서는 위험을 줄이거나 제거하는 방안을 마련해야 합니다. 화재 예방과 통제를 위한 계획을 수립할 때 다양한 비상 상황에 고려하여 적절한 방안을 마련해야 합니다.

시설에서의 화재 안전 요령

① 최신 정보를 확인하여 위험 평가 및 비상 계획을 검토해야 합니다.
② 화재 감지 시스템이 효과적으로 작동하는지 확인해야 하며 건물 안에 있는 모든 사람은 화재 발생 시 무엇을 해야 하는지 알고 있어야 합니다.
③ 쉽고 빠르게 탈출할 수 있는 비상 대피 계획을 수립해야 하며 특히 추가적인 도움이 필요한 이용 장애인에 대한 대비 방안을 고려해야 합니다.
④ 잘 훈련된 소방책임자들(fire warden)인지 확인해야 하며 그들의 소방훈련은 최신의 상태인지 항상 점검해야 합니다 .
⑤ 화재가 발생하면 건물을 비우고 119에 전화해야 합니다.
⑥ 화재 위험을 줄이기 위해 발화원으로부터 가연성 재료와 물질을 최대한 멀리 떨어뜨려 놓아야 합니다.
⑦ 화재위험에 대한 경계를 늦추지 않도록 직원들에게 교육하고 사소한 화재위험 사항도 보고해야 합니다.

⑧ 탈출 경로에 장애물이 없도록 하고 표지판과 비상등을 점검해야 합니다.

⑨ 방화문은 항상 닫아 두어야 합니다(닫혀있는지 매일 점검).

⑩ 사용하지 않는 전기 장비는 반드시 스위치를 꺼야 합니다.

⑪ 모든 소방장비가 잘 작동하는지 주기적으로 확인해야 하며 모든 종사자는 소화 장비의 작동법을 알고 있어야 합니다.

⑫ 방화 위험을 줄이기 위해 쓰레기가 쌓이는 것을 최소화하고 물건들을 안전한 곳에 적재해야 합니다.

⑬ 잘못된 경보 가능성을 최소화하도록 주의해야 합니다.

가정 규모에서의 화재 안전 요령

① 각 층에 화재경보기(smoke alarm)가 최소한 1개 이상 설치되어 있는지 확인해야 합니다.

② 화재경보기가 제대로 작동되어야 생명을 구할 수 있으므로 반드시 정기적으로 점검해야 합니다.

③ 담배 불은 잘 끄고 잘 버려야 합니다(장애인시설은 대부분 금연구역이나 일부 시설의 경우 옥상과 별도의 구역에서 가능할 수도 있기에 담배에 대해서는 철저한 관리가 필요합니다).

④ 탈출 경로를 계획하고 모든 사람이 화재 시 비상 탈출하는 방법을 알고 있어야 합니다.

⑤ 주방에서 특별히 주의를 기울여서 요리를 하거나 가스 불을 켠 경우에는 방치한 상태로 두어서는 안 됩니다.

⑥ 전기 플러그에 과부하가 걸리지 않도록 하며 불완전한 과열 설비 및 배선/케이블에 주의를 기울여야 합니다.

(출처: department for communities and local government의 Fire safety tips at home and at work)[49]

화재 예방 교육

지역 소방서에 교육과 훈련을 요청하는 것이 필요합니다. 관할 지역 소방서에 교육 요청 시 전문 소방관이 방문하여 이용자에 대한 교육을 수행하고 가능하다면 화재대피 훈련도 포함될 수 있도록 해야 합니다. 지역 소방서에서는 퇴직한 소방관이 교육할 수 있는 자격을 갖추고 장애인시설에 직접 방문하여 종사자를 교육해주는 프로그램이 있습니다. 이러한 교육을 받으면 교육 종료 후 이수증까지 발부해줍니다.

화재 예방 및 통제 계획에는 다음 사항을 포함하고 있어야 합니다.

① 화재를 발견 한 사람이 취해야 할 조치를 해야 합니다.

② 화재 발생 시 건물 안의 모든 사람이 빠짐없이 화재 발생 경고를 받는 방법(경보를 울리는 방법, 119에 연락하는 방법)을 마련해야 합니다.

③ 대피 절차(장애인 시설은 이용자가 화재 위험 지대에서 벗어나도록 돕는 방법 및 이동에 도움이 필요한 이용자 파악과 절차)를 마련해야 합니다 .

④ 소방 장비의 위치를 파악해야 합니다.

⑤ 구체적인 역할을 맡은 담당자를 지정해야 합니다.

⑥ 모든 사람이 대피해서 모이는 집합 장소와 모두 대피했는지 확인하는 방법을 마련해야 합니다.

⑦ 화재 및 구조 소방관에게 상황을 이야기할 수 있도록 사전에 준비하고 도착 시 바로 회의에 참여해야 합니다.

⑧ 특별한 도움이 필요한 이용자(중증 발달장애인, 휠체어 이용자, 시각 또는 청각 장애가 있는 사람, 장애가 있는 노인)에 대해서는 대책을 마련해야 합니다. 휠체어를 이용하는 사람이 다수인 경우, 무서움이 많은 경우, 고집이 세고 이동을 거부하는 경우, 도전적 행동이 심한 경우,

전적으로 이동 지원을 해야 할 수도 있기 때문에 긴급한 상황에 적절하게 대처할 방안을 마련해야 합니다.

화재 안전에 있어서 직원의 책임

일단 화재가 시작되었을 경우, 불이 번지는 것을 방지하는 방법과 이용자가 다치는 것을 방지할 수 있는 올바른 방법을 알고 있어야 합니다. 종사자는 화재 안전과 관련한 기관의 규정과 절차에 대해 잘 알고 있어야 하며 기관에서는 반드시 실제적인 화재 관련 규정을 가지고 있어야 합니다. 종사자는 다음 사항을 실천해야 합니다.

① 종사자는 화재 안전 장비 사용법을 올바르게 알고 있어야 합니다.
② 위험평가에 기록되어 있지 않은 위험을 발견하며 시설장에게 알려야 합니다.
③ 화재 발견 시 취해야 하는 행동요령을 숙지하고 있어야 합니다.
④ 탈출 경로를 알고 있어야 하며 훈련을 통해 익숙하게 탈출할 수 있어야 합니다.
⑤ 소화기의 위치를 알고 있어야 하며, 종류와 사용 방법을 알고 있어야 합니다.
⑥ 정기적인 화재대피 훈련을 해야 합니다.
⑦ 정기적으로 화재경보기를 점검하고 최상의 상태를 유지해야 합니다(건전지 등을 주기적으로 교체).
⑧ 화재경보와 관련된 장비를 정기적으로 점검받아야 합니다.
⑨ 이용자에게 화재 예방 및 안전 관련 교육을 주기적으로 최대한 이해할 수 있도록 교육하며 이해하고 있는지 확인해야 하며 주방 화재 안전 요령과 전기 사용 시 과부하가 걸리지 않도록 해야 합니다.
⑩출구에는 장애물이 없어야 합니다.

⑪ 양초, 사용 중인 가스레인지, 담배는 사람이 없는 상태에서는 절대로 방치해서는 안 됩니다. 다리미와 전기담요와 같은 전열 기구는 사용 후 반드시 꺼졌는지 확인해야 하며 전기 기기는 과부하가 걸리지 않도록 점검하고 안전하게 보관해야 합니다.

⑫ 종사자 중 누구든지 위험한 점에 대해서는 기관에 보고해야 합니다.

⑬ 불이 나기 시작하였다면 퍼지지 않도록 문과 창문을 닫아 불이 번지는 것을 막아야 합니다.

⑭ 불이 나기 시작하였다면 가연성 물질은 불로부터 멀리 제거해야 합니다.

화재 발생 시 행동 절차

평소 화재 발생을 대비하여 시설에서는 화재 발생 시 행동 절차를 눈에 가장 잘 보이는 곳에 부착해야 하며 행동 절차에는 119에 신고하는 방법과 대피 방법 등이 있어야 합니다. 화재 시 연기로 인해 순식간에 위험에 빠질 수 있기 때문에 최대한 빨리 대비해야 합니다.

화재와 같은 비상사태가 일어나면 누구나 긴장하여 당황하게 되기 때문에 이러한 상황을 대비하여 주기적으로 훈련하고 가상 상황을 부여하여 대처하는 모의 훈련을 진행하는 것이 필요합니다. 화재가 발생한 것을 목격하면 즉각 '불이야'라고 외치고 초기 진화가 가능하다면 소화기를 사용하여 진화를 시도했지만 불가능하면 바로 화재경보기를 울리고 119에 전화해야 합니다. 긴장하면 불이 난 장소도 말하지 않고 끊어버릴 수도 있기 때문에 정확한 주소를 확인하는 것을 잊지 말아야 합니다. 또한 문제행동이 심하거나 이동을 거부하는 이용자가 있는 경우 어떻게 대처해야 할지 함께 일하는 동료들과 상의하고 대책을 마련해두고 있어야 합니다.

〈화재 시 행동 절차〉

화재로 의심될 때에는 즉시 소방서에 연락하라

1. 맨 처음 화재 발견한 사람은 가장 가까운 경보 알람을 울리면서
   "불이야" 외쳐 사람들에게 알린다.
2. 인명에 위험이 없다면, 소화 기구를 활용하여 불을 꺼라.
3. 화재경보 알람 또는 불이야 소리를 듣게 되면,
   종사자는 즉시 소방서에 전화해야 한다.
   a) 119에 전화를 건다.
   b) 소방대원에게 화재 발생을 알린다.
   c) 정확하게 소방대원이 위치를 반복하게 요청하라.
      화재가 발생한 곳은
      주소 : OOO입니다.
   소방대원이 정확하게 주소를 반복하기 전까지 전화를 끊어서는 안 된다.
4. 밖으로 나가도록 사람들에게 알리고 집결 장소에 모일 수 있게 한다.
5. 종사자는 집안에 남아있는 사람이 없도록 책임져야 한다.
6. 만약 이용자를 집에서 나오게 하기 어렵다면 이용자가 있는 위치를 소방
   대원에게 알려야 한다.

가장 가까운 비상탈출구를 이용하라(엘리베이터 이용금지).
절대 개인적인 물건을 가지고 나가려 하지 마라.
절대 다시 안으로 들어가지 마라.

 평상시 화재경보기가 울리더라도 바로 대피하기보다는 고장으로 잘못 울린 것으로 생각하고 하던 일을 하는 경향이 있습니다. 그러나 화재경보기가 울리면 즉각적으로 대비하는 것을 실천해야 합니다. 안전 불감증은 큰 인명사고로도 이어질 수 있으므로 평상시 오작동이나 훈련상황이더라도 종사자가 먼저 솔선수범해서 화재대피를 실제 상황처럼 해야 이용자들도 당연히 대피하는 것으로 알고 종사자를 따라서 대피하는 것에 익숙해질 수 있습니다.

화재 대피 시 고려해야 할 점

① 시설에서 대피해야 하는 이용자들에게 가장 적합한 대피로를 계획
해야 합니다.

② 가능한 한 짧은 출구 경로로 바로 가야 합니다.

③ 대피해야 하는 사람의 숫자를 고려하여 충분한 대피 동선을 계획
해야 합니다.

④ 대피로에는 장애물이 없도록 항상 점검해야 하며 평상시 잘 관리
해야 합니다. 만약 바닥이 젖은 상태로 있거나 걸려 넘어질 수 있
는 물건이 있어서는 안 됩니다.

⑤ 비상 탈출 조명을 보이는 곳에 잘 비치하고 비상시 사용할 수 있
어야 합니다.

⑥ 휠체어 사용자와 다른 이동성 장비를 사용하는 사람들이 모두 이
동할 수 있을 정도로 아주 넓어야 합니다.

⑦ 가능하다면 문이 열리는 방향은 안에서 밖으로 나가는 진행 방향
이 되어야 한다. 평상시 열쇠로 잠가 두어서는 안 됩니다. 간단한
조치만으로 잠금을 해제하고 바로 열고 나갈 수 있어야 합니다.

⑧ 가스 및 연료 등 위험으로부터 최대한 빨리 멀리 떨어져야 합니다.

소방안전 기구

소화기 위치표시가 되어 있는 곳에는 반드시 소화기가 놓여 있어야
하며 소화기의 상태를 주기적으로 점검하여 최상의 상태를 유지해야 합
니다. 소화기 주위에 물건들을 쌓아두어 소화기를 찾기 어려우면 절대
로 안 됩니다. 발달장애인이 이용하는 시설에서는 화재 예방을 위해 적
절한 소방시설과 기구를 준비해야 합니다. 소방청 자료에서 보면 주택
용 소방시설은 단독경보형 감지기, 소화기 등이 있습니다. 설치기준은
단독경보형 감지기는 구획된 장소마다 설치되어야 하며 소화기는 세대

별, 층별 1개 이상 설치되어야 한다고 명시하고 있습니다.

소화기 사용에 있어서 주방에서 유류로 인한 화재 시 일반 분말형 소화기로는 불을 끄기 어렵기 때문에 주방 화재에 적응성이 우수한 K급 소화기를 비치하여 식용유 등 유류에 의한 화재에 대비해야 합니다. 식용유는 발화 온도가 288℃~385℃로, 분말소화약제로 식용유 표면의 화염을 제거하여도 기름의 온도가 발화점 이상으로 가열된 상태로 재발화할 가능성이 높습니다. 식용유로 인한 화재 시 물을 붓는 경우 기름이 튀어 불이 커지고 분말소화기를 이용해 불을 끄는 경우 불이 꺼졌다가 다시 발화하는 경우가 많기 때문에 K급 소화기를 비치해야 합니다. 소방청은 음식점 등의 주방에 K급 소화기 비치를 의무화하는 내용으로 화재안전기준을 개정(2017.6.12.)하였으며, 개정 이후 신축되는 특정 소방대상물의 주방에 K급 소화기를 설치하고 있습니다. K급 소화기는 대상물 발화 온도를 30℃ 정도 낮추는 냉각 효과와 방출 시 비누 거품을 형성하여 액체 표면을 덮는 질식 효과도 갖추고 있어 그 적응성이 우수합니다. 소방청 화재예방과장은 "화재안전기준 개정 전 건축물에 대해서는 K급 소화기 설치를 강제하고 있지는 않지만, 화재로 인한 피해를 고려할 때 자율적으로 설치하여 만일의 사고에 대비하는 것이 중요하다"라고 말합니다.[50] 장애인시설의 주방에서 기름으로 인한 화재 시 초기 진화에 사용할 수 있는 소방포(fire blanket)를 비치해야 합니다. 서구 유럽에서는 가정에서도 많이 사용하는 도구입니다. 화염을 덮어서 산소를 차단할 수도 있고 사람에게 옮겨 붙은 불도 끌 수도 있으며 화재 대피 시 신체보호용으로도 사용할 수도 있습니다. 주방에 부착하여 비치한다면 초기 화재 대응에 큰 효과를 볼 수 있습니다.

장애인복지관 같은 공공건물에는 장애인을 위한 특별한 장비를 갖추고 있어야 합니다. 청각장애인을 위해 점멸 신호기(flashing beacons)도 있어야 하며 시각장애인을 위해 화재 발생을 소리로 안내하는 경보기도 갖추고 있어야 합니다. 화재 시에는 기본적으로 엘리베이터를 이용할 수 없기 때문에 거동이 어려운 장애인을 위해 피난 의자(evacuation chair)를 비치하고 있어야 합니다. 장애인 보조공학센터에서는 매년 피난 대피 기기를 무상으로 지원하는 사업을 추진하고 있기 때문에 이러한 곳에 지원을 요청하여 비치하는 것이 필요합니다. 이처럼 장애인 시설에서는 기본적으로 화재 발생 시 대처할 수 있는 모든 장비를 갖추는 것이 필요합니다. 또한 종사자는 점멸 신호기와 소리 경보기에 대해 알고 있어야 하며 피난 의자에 대해서는 실제 사용법을 알고 있어야 합니다. 종사자 본인이 직접 피난 의자에 앉아 계단을 내려가는 체험을 해야 합니다. 그래야 이용자가 느낄 수 있는 두려움에 대해 알 수 있게 되어 보다 안전한 피난 의자 사용이 가능하게 됩니다.

시설에서의 주의 사항

장애인 시설에서는 특유의 냄새가 나는 경우가 많습니다. 이를 막고자 종종 향기 나는 양초를 피우기도 하는데 양초와 같은 인화성 물질을 시설에서는 사용 자체를 금지하고 직원들을 교육하는 것이 필요합니다. 시설 내 냄새를 없애겠다고 생각하고 직원이 퇴근하면서 양초를 피우고 퇴근할 수도 있기 때문입니다. 불을 사용하거나 다리미와 같이 전열 기구를 사용할 경우 반드시 종사자가 있는 가운데서 작업이 이루어져야 합니다. 만약 관리하는 사람이 없는 가운데 불이나 전열 기구를 방치할 경우 화재나 이용자가 화상을 입는 큰 사고로 이어질 수 있습니다.

시설 안에서는 화재 예방을 위해 누구도 담배를 피워서는 안 됩니다. 국민건강증진법 제9조 금연을 위한 조치에서 사회복지시설은 시설 전체가 금연구역으로 지정되어 있습니다. 이러한 법적 근거에 의거 시설 내에서는 절대 금연해야 합니다. 무엇보다 화재 예방을 위해 이용자를 포함한 그 누구도 담배를 피우지 않도록 교육해야 합니다.

chapter 17

시설안전과 정보관리

♣ 발달장애인과 함께하는 시설은 더욱 강화된 보안 조치가 필요합니다. 발달장애를 가진 이용자가 취약한 대상이기 때문입니다. 모르는 외부인이 손쉽게 들어올 경우 그 외부인으로 인해 큰 사고가 발생할 수 있으며 이용자가 밖으로 나갈 경우 실종(missing) 사고가 발생할 수 있습니다. 또한, 개인의 정보와 관련된 법이 강화되어 CCTV(영상정보처리기기) 운영을 어떻게 해야 할지에 대한 어려움이 커지고 있습니다. 이처럼 종사자는 시설에 대한 안전 문제와 이용자 및 종사자의 정보관리를 법과 규정에 근거하여 잘 지키고 적용할 수 있어야 합니다.

    10명의 이용자와 함께 생활하는 서울의 한 단기보호센터에서는 추석 명절을 맞이하여 모든 이용자와 종사자들이 각자의 집에서 긴 휴가를 보냈습니다. 종사자가 추석 명절을 보내고 센터에 출근해보니 큰일이 벌어졌습니다. 긴 명절 기간 센터에 도둑이 들어 컴퓨터와 비싼 물건들이 모두 도난당한 것이었습니다. 경찰에 신고하였으나 CCTV와 같은 장치를 갖추고 있지 않아 도둑을 잡을 수는 없었습니다. 사람이 다치지 않은 것만 해도 불행 중 다행이라는 생각이 들었으나 중요한 자료가 들어 있는 컴퓨터와 비싼 장비들을 잃어버린 것을 생각하면 안타까웠습니다. 만약 캡스와 같은 보안시스템을 갖추었더라면 미연에 막을 수도 있었을 것이라는 후회가 들었습니다.

    이처럼 장애인이 이용하는 시설에서도 도난 사고가 발생할 수 있습니다. 또한 신원이 불분명한 사람이 쉽게 출입할 수 있으면 생각하지 못했던 사고가 발생할 수 있습니다. 선진국의 경우 스스로 자신을 보호하는 데 어려움이 있는 장애인이나 아동 시설의 경우 외부인의 출입을 엄격하게 통제하고 있습니다.

    시설 출입문을 디지털 도어록으로 설치한 곳이 대부분일 것입니다. 이 경우 비밀번호가 외부에 노출되기 쉽습니다. 불가피하게 외부인에게 비밀번호를 알려주었을 경우 바로 비밀번호를 변경해야 하며 자체적으로도 주기적으로 비밀번호를 변경하여 관리하는 것이 필요합니다.

    종사자는 시설에서 이용자, 시설재산 및 각종 정보를 안전하게 보호해야 할 책임이 있습니다. 외부 사람이 자유롭게 출입하여 사진을 촬영한다거나 도난 등의 사고가 발생하지 않도록 시설 보안과 안전을 철저하게 관리해야 합니다.

    기본적으로 일반 건물과 시설에서 수행하는 보안과 안전원칙은 동일합니다. 시설의 수준과 종사자의 개별적인 능력은 다를 수 있으나 기본적인 보안과 안전 시스템은 어느 시설이나 동일하게 적용할 수 있습니다. 특히 발달장애인이 이용하는 시설에서는 더욱 강화된 보안과 안전 조치가 필요합니다. 종사자는 이용자를 안전하게 보호할 의무가 있기 때문에 항상 보안과 안전원칙을 철저히 지켜야 합니다. 그러나 과도한 보안과 안전강화로 이용자의 권리를 제한할 경우 인권의 문제가 될 수 있기 때문에 보안과 인권의 적절한 균형을 잡아야 합니다.

종사자와 시설장이 보안과 안전을 위해 해야 할 일

종사자는 이용자의 보안과 안전 문제와 관련된 규정과 절차를 잘 알고 있어야 하며 엄격하게 준수해야 합니다. 또한 보안과 안전 위험 요소에 대한 평가를 주기적으로 검토해야 합니다. 수정, 보완 및 위반사례가 있다면 즉시 관리자에게 보고하고 조치해야 합니다. 종사자는 자신과 이용자의 보안과 안전을 매일 관리해야 하는 업무로 적용해야 합니다. 입사 시부터 정보보호와 관련한 규정에 동의해야 하며 이를 준수할 것을 서약해야 합니다. 시설장은 종사자, 이용자, 사회복무요원, 봉사자 등 시설에서 함께하는 모든 사람의 안전에 대해 책임져야 합니다.

종사자와 시설장은 다음과 같은 부분을 고려해야 합니다.

① 모든 종사자는 보안과 안전에 관련된 사항을 주기적으로 논의하고 교육해야 합니다.

② 논의 및 교육 내용은 사람, 시설, 재산, 정보보호 등과 관련된 보안과 안전 위험 요소입니다.

③ 이용자 또는 이용자의 보호자와 적절한 수준의 보안 및 안전조치 방안을 상의해야 합니다. 이를 서면으로 유지하는 것이 필요합니다. 발달장애인이 이용하는 시설 중 일부는 어쩔 수 없이 출입문을 통제하고 있는데 사전에 동의를 구하는 것이 바람직합니다. 출입문을 통제하는 이유와 적절한 출입절차를 안내하고 동의를 구

해야 합니다.

④ 안전 조치를 위해 관련된 전문가를 초청하여 진단받는 것이 필요합니다. 시설 내부 종사자들로만 안전조치를 수행하면 시설 위주의 안전조치가 이루어질 수 있는 우려가 있으며 보다 공정하게 이용자의 관점에서 안전조치를 볼 수 있는 전문가의 도움이 필요합니다.

시설에서는 보안과 안전 조치

어느 해에 장애인시설에 외국인 2명이 갑자기 찾아와 영어로 시설에 대해 소개해 달라고 요청했습니다. 당황한 시설 종사자는 사람들에게 알리고 주변은 분주한 상태가 되었습니다. 영어가 가능한 직원이 외국인들과 잠시 이야기를 나누는 동안 회계 직원이 잠시 자리를 비우게 되었습니다. 외국인들은 10분 정도의 짧은 방문을 마치고 시설을 떠났습니다. 그러나 자리에 돌아온 회계 직원은 여름 캠프를 위해 은행에서 찾아온 현금이 사라진 것을 발견하였습니다. 은행 CCTV를 확인해 보니 그 외국인들이 은행에서부터 회계 직원을 따라와서 계획적으로 범행을 저질렀던 것이었습니다. 이처럼 복지관에서는 다수의 불특정 외부인이 출입할 수 있기 때문에 중요한 문서와 현금을 다루는 장소에 대해서는 특별한 보안 조치를 해야 하며 이를 관리하는 종사자는 더욱 각별한 주의를 기울여야 합니다.

이러한 사고를 막기 위해 다음과 같은 사항을 수행하는 것이 필요합니다(Bradley[19]의 자료를 수정 보완).

① 시설 보안책임자 및 안전관리 책임자를 지정해야 합니다.

② 보안과 안전시스템을 갖추어야 합니다. 예를 들면 보안 표시등(security lights), 잠금장치(locks), 알람 경보, 인터폰 및 보안회

사 이용 등입니다. 시설 출입 시에는 번호키 누름 장치(coded doors), 출입증 장치 등을 갖추는 것이 필요합니다.

③ 큰 규모의 시설에서는 직원의 신분을 알릴 수 있도록 사진과 이름이 표시된 사원증을 사용해야 하며 반드시 착용하도록 교육해야 합니다.

④ 직원의 출입통제 기록부(전자 지문으로 작동하는 것이 가장 바람직함)를 운영해야 합니다.

⑤ 보안과 안전조치 규정과 절차에 대해 모든 종사자는 잘 알고 실행할 수 있어야 합니다. 예를 들어 모르는 외부 출입자를 발견했을 때 처음 발견한 종사자는 외부 출입자에게 적절한 보안 조치를 규정에 의해 실행해야 합니다.

예시) 시설에서 모르는 사람이 보이면 직원 중 누구든지 '무엇을 도와 드릴까요?' 하면서 그 사람의 신원을 파악해야 합니다. 만약 시설과 관련이 없는 사람이라면 시설에서 나갈 수 있도록 친절하게 안내해야 합니다. 만약 진짜 용무가 있어서 온 사람이라면 해당 업무가 가능한 사람과 장소로 직접 안내하는 것이 바람직합니다. 필요하다면 그 사람의 신원을 물어보는 것도 좋습니다. 예, "홍길동 씨를 만나러 오셨군요. 누가 오셨다고 전해드릴까요?" 만약 조금이라도 의심스러운 부분이 있다면 관리자에게 알려서 관리자가 처리할 수 있도록 해야 합니다.

⑥ 보안과 안전조치와 관련된 규정은 종사자들이 잘 볼 수 있도록 비치하거나 직원 전용 인트라넷에 공유해서 언제든지 볼 수 있도록 해야 합니다.

⑦ 이용자가 24시간 365일 거주하는 시설의 경우 이용자의 재산과 소유물을 정확하게 기록해 두어야 합니다.

⑧ 외출 시 문과 창문을 잠그는 것을 늘 확인해야 하며, 열쇠를 문

근처에 숨기지 말아야 합니다. 또한 출입문 주위는 항상 밝게 유지해야 합니다. 필요하면 추가로 등을 설치하는 것이 바람직합니다.

⑨ 모든 종사자는 경보기 작동 알람 시스템(설치 장소 및 작동 방법)에 대해 알고 있어야 하며 보안 및 안전책임자는 CCTV 녹화상태를 주기적으로 확인해야 합니다.

⑩ 귀중품은 보이는 곳에 두어서는 안 됩니다(직원의 귀중품도 개인 사물함에 잠근 상태로 관리해야 함).

⑪ 개인정보가 담긴 문건은 규정에 의해 파쇄해서 처리해야 하며 퇴근 시 책상 위에는 개인정보와 관련된 자료가 있어서는 안 되며 사무실에는 외부인의 출입을 제한해야 합니다.

⑫ 보안과 안전 위반 사항 등에 대해 보고하고 처리하는 절차를 공지해야 하며 보안과 안전과 관련한 불만 사항을 제보하는 방법을 공지하고 공지된 방법에 따라 처리해야 합니다.

출입문 관리 자유와 보안 조치의 딜레마

기관에서는 보안 문제를 다룰 때 겪을 수 있는 문제는 '자유의 박탈'과 '보안과 안전' 사이의 균형 문제입니다. 기관은 외부와의 출입을 대부분 통제하고 있습니다. 관계자만이 출입할 수 있는 구조가 많습니다. 외부인 출입 또는 취약한 이용자가 외부로 나가는 것을 방지하기 위해 문을 잠그고 있어야 하며 출입을 허가받은 사람만 출입하도록 관리하는 경우가 많습니다. 방향감각이 부족하여 위험을 인지하지 못하는 발달장애인과 문제행동이 심한 이용자를 보호하기 위해서는 출입문 안전장치는 중요합니다. 그러나 잠긴 문은 이용자의 자유를 제한하는 것으로도 볼 수 있기 때문에 운영에 있어서 신중하게 판단해야 합니다. 안전이냐? 자유냐? 의 딜레마는 시설 운영에 있어서 중요한 이슈가 될 수 있습니다. 소규모 시설의 경우 이용자가 적기 때문에 개별 특성에 맞추어 시설 운영이 가능할 수도 있으나 대규모 시설은 많은 변수가 있기 때문에 개별 특성과 욕구에 맞는 시설 운영에 어려움이 있습니다. 중요한 것은 종사자들이 시설 출입문을 관리하면서 이용자의 자유에 영향을 미칠 수 있다는 사실을 늘 생각하고 있어야 합니다. 이용자의 안전을 보장해야 하는 역할도 중요하지만, 이용자의 권리도 중요하기 때문에 적절한 균형을 맞추어야 합니다.

외부 활동 시 이용자의 안전조치

야외 활동 시 사람들이 많은 장소에서는 특별한 주의를 기울여야 합니다. 특히 버스와 전철과 같은 대중교통 이용 시 이용자가 내리기를 거부하는 경우가 발생할 수 있습니다. 그 이유는 다양할 것입니다. 버스나 전철을 오랜만에 타서 기분이 너무 좋아서 그럴 수도 있으며 어디엔가 생각이 집중되어 내리기를 거부할 수도 있을 것입니다. 내리기를 거부하는 정확한 이유를 알면 그에 맞는 적절한 조치를 하면 좋을 것입니다. 그러나 그 이유를 정확하게 알 수 없는 경우도 있습니다. 그럴 때는 이용자의 안전을 최우선에 두고 행동하는 것이 필요합니다. 다수의 이용자와 함께 이동 시 모두가 내리지 못할 수도 있기 때문에 빠른 판단을 하는 것이 중요합니다. 다른 이용자는 모두 해당 정거장에 내려 이동하고 내리기를 거부하는 이용자를 담당하는 직원만 버스에 남는 것이 바람직합니다. 예상하지 못한 상황이지만 그 상황에 맞추어 적절하게 대처해야 합니다. 내리기를 거부하는 이용자를 개별적으로 돕는 사람을 즉각적으로 배치해야 합니다. 어떠한 상황이 발생하더라도 신속하게 대응할 수 있어야 합니다. 이러한 거부 시 잠시 쉼(break)을 가지면 대부분 다시 이동하기도 합니다. 또는 본인이 원하는 만큼 충분하게 버스나 전철을 이용하면 스스로 내리기를 원하기도 합니다. 강제로 내리게 할 경우 종사자나 이용자가 다칠 수도 있으니 스스로 움직일 때까지 기다려야 합니다. 만약, 이러한 조치들이 모두 불가능할 때에는 보호자에게 요청하거나 센터에 지원인력을 요청하여 함께 대처해야 합니다. 절대로 강제로 조치해서는 안 됩니다.

종사자는 지역사회의 다양한 환경에서 이용자와 함께 활동할 수 있습니다. 지역사회 내에서 다양한 활동을 할 경우 이용자를 안전하게 보호하는 방법을 알고 있어야 합니다. 예를 들어, 버스와 기차와 같은 대중교통을 이용할 경우 사전에 노선을 파악하고 있어야 하며 갑작스럽게 대중교통을 이용할 수 없는 상황에서는 택시를 타거나 시설의 다른 직원에게 도움을 요청하는 등의 적절한 조치를 취해야 합니다. 중요한 것은 야외 활동 시에는 반드시 도움을 줄 수 있는 비상연락처를 알고 있어야 합니다. 외부 활동 시 이용자의 돈이나 귀중품 및 소지품(모자 등)을 잘 챙겨야 하며 모르는 사람과는 이야기하지 않도록 해야 합니다. 특히 모르는 사람이 함께 가기를 요구할 때 절대 따라가지 말도록 수시로 교육해야 합니다. 이동 시 어디로 가는지에 대해 사전에 이용자에게 알려야 하며 이용자를 절대 혼자 두어서는 안 됩니다. 앞의 예와 같이 갑작스러운 문제행동이 발생하면(예를 들어 버스에서 내리기를 거부하는 등) 안전에 최우선을 두고 행동해야 합니다.

개인 정보에 대한 보호조치

개인정보에 대한 관리는 엄격해지고 있습니다. 앞으로 더욱 강화될 것입니다. 이전에는 주민등록번호를 수집하는 것은 가장 기본적인 정보 수집 내용이었습니다. 그러나 최근 정보보호와 관련된 법안 강화로 개인 민감 정보에 대한 수집 및 보관을 제한하고 있습니다.

개인정보는 살아있는 개인에 관한 정보로 성명, 주민등록번호 및 영상을 통해 개인을 알아볼 수 있는 정보를 말합니다. 또한 다른 정보와 결합하여 개인을 식별할 수 있는 경우도 포함합니다(예를 들어 이름 + 전화번호, 이름 + 주소 등이 결합하여 개인을 식별할 수 있다면 개인정보로 볼 수 있습니다). 특히 정신적 정보(기호, 성향, 신념, 사상) 등은 민감한 정보이기 때문에 더욱 주의해야 합니다.[51]

개인정보 수집 및 이용

개인정보 수집과 이용이 가능한 경우는 다음과 같습니다.

첫째, 정보 주체의 동의를 받는 경우(동의 시 반드시 수집 이용목적, 수집항목, 보유 이용 기간, 동의 거부권 등을 고지)

둘째, 법률에 따라 수집이 불가피한 경우

셋째, 공공기관이 법령 등에서 정하는 소관 업무 수행을 위한 경우

넷째, 정보 주체와의 계약 체결 및 이행을 위해 불가피한 경우

다섯째, 정보 주체 및 법정대리인의 의사 확인은 못 하지만 명백하게 정보 주체에게 이득인 경우

여섯째, 정보 주체의 권리보다 우선하지만 개인정보 처리자의 정당한 이익 달성에 필요한 경우

개인정보 수집 시에는 수집 목적에 필요한 최소한의 개인정보를 수집해야 합니다. 예전에는 이용신청서 등을 받을 때 주민등록번호를 적는 난이 있었으며 심지어 종교 등도 적는 부분이 있었습니다. 이제는 불필요한 정보는 수집하지 말아야 합니다. 개인정보 수집에 있어서 민감 정보와 고유 식별 정보는 사생활을 현저히 침해할 우려가 있기 때문에 정보 주체에게 별도의 동의를 얻거나 또는 법령에서 구체적으로 허용된 경우에만 가능합니다.

민감정보 : 사상, 신념, 노동조합 및 정당의 가입과 탈퇴, 정치적 견해, 건강, 성생활 등에 관한 정보, 유전정보, 전과 및 수형기록 등 범죄경력에 관한 경력

고유식별정보 : 주민등록번호, 운전면허번호, 여권번호, 외국인등록번호

장애인시설에서는 사회복지시설 정보시스템을 사용하기 위해서 주민등록번호를 수집해야 합니다. 주민등록번호와 같은 고유식별정보를 수집하기 위해서는 이용자(또는 보호자)의 정보제공 동의를 반드시 받아야 합니다. 이용자 파일과 같은 자료에 민감정보와 고유식별정보가 포함되어 있다면 정보를 판단하여 불필요한 정보는 파기하는 것이 바람직합니다(해당 부분을 보이지 않는 매직펜 등으로 지우는 것도 가능).

다음의 체크리스트를 활용하여 개인정보처리 취급자는 법령을 위반하는 일이 없도록 해야 할 것입니다.

〈개인정보취급자를 위한 체크리스트의 예〉

처리단계	검토해야 할 사항
수집 및 이용	어떤 개인정보를 수집하고 이용하여 처리하는가? (개인정보가 맞는지 여부 판단)
	개인정보 수집 및 이용 등 처리의 근거는? (법령근거, 수집이용이 가능한 근거를 확인 등)
보관 및 관리	동의 양식이 적절한지? (고유식별정보, 민감정보, 필수정보, 선책정보, 제3자 동의 등)
	개인정보파일에 대해 암호화 했는가?
	안전한 PC 환경을 구축했는가? (비밀번호, 백신프로그램 등)
제3자 제공	제3자에게 제공하는 개인정보는?
	적법한 제3자 제공이었는지?(법률근거, 동의여부 등)(제3자 제공 등록대장 기입)
위탁	위탁하고 있는 개인정보는?
	위탁계약에 대한 문서화는?(위탁자의 개인정보 처리수준 점검)
파기	개인정보파일의 보존기간이 정해져 있는지?
	보존기간이 지난 개인정보파일이 있는지?

전산 보안

컴퓨터 접속과 관련하여 업무수행에 필요한 최소한의 범위로 업무담당자에 따라 차등하여 부여해야 합니다. 취급자별로 계정에 대해 발급

해야 하며 서로 공유되지 않도록 해야 합니다. 무엇보다 중요한 것은 인사이동 및 퇴사 시 즉시 접근 권한을 조정하거나 말소시켜야 하며 접근 권한 부여 기록은 최소 3년간 보관해야 합니다.

많은 장애인복지시설에서 자체 홈페이지를 운영하는 상황에서 홈페이지 관리를 외부 업체에 맡기는 경우가 많습니다. 홈페이지 상의 많은 정보와 데이터를 관리하고 있으나 소규모 시설의 경우 전산 보안을 제대로 수행하기 어려운 상황입니다. 이를 보완하기 위해 정보에 대한 수집을 최소한으로 하고 필요 없는 정보는 파기하는 절차를 수행해야 합니다. 민감 정보가 포함된(이용자 연락처 주소 등) 자료는 비밀번호를 걸어두어 만약 유출되더라도 파일을 열 수 없도록 관리해야 합니다. 관공서에서는 외부 인터넷을 볼 수 있는 컴퓨터 망과 관내에서 쓰는 망을 분리하여 외부에서 내부 자료에 접근하는 것을 근본적으로 차단하고 있습니다. 그러나 시설에서 외부에서 접근할 수 있는 망에 대해 전문가를 통해 점검받는 것이 필요합니다. 전문가의 조언에 따라 해당 시설에 맞는 적절한 수준의 접근 통제를 수행해야 합니다.

복지시설에서는 컴퓨터가 자주 악성 프로그램에 의해 망가지는 일이 발생합니다. 이를 막기 위해 정품 소프트웨어 사용과 백신 프로그램 운영 및 자동 업데이트 기능을 사용하여 최신 상태로 유지해야 합니다. 그런데도 악성코드에 대해 완벽하게 대응할 수 없기 때문에 개인 컴퓨터 내의 중요한 자료를 주기적으로 백업해 두는 것이 바람직합니다. 이 경우 개인정보가 포함된 자료는 별도로 분리해서 저장해야 합니다.

보유 기간이 경과하고 처리 목적을 달성한 자료는 지체 없이 파기해야 하며 파기 시에는 복구 또는 재생이 불가능하도록 해야 하며 고장 나거나 너무 오래된 컴퓨터를 폐기해야 할 경우 완전히 파괴하거나 전용 장비를 통해 컴퓨터를 처리해야 합니다. 데이터는 복원되지 않도록 초기화 또는 덮어쓰기를 등을 통해 파기해야 합니다.

영상정보처리기기(CCTV) 설치 운영

공개된 장소에서의 영상정보 처리기기 설치 및 운영은 제한됩니다. 시설에서 자의적으로 판단하여 공공장소에 CCTV를 설치해서는 안 되며 만 약 필요하다면 관할 지자체의 허가를 받아 설치해야 합니다. 이 경우 엄격한 제한이 있기 때문에 그 사유가 정확하지 않다면 설치가 어려울 수 있습니다.

불특정 다수가 이용하는 목욕실, 화장실, 탈의실 등 개인의 사생활을 침해할 우려가 있는 장소에 대한 CCTV 설치는 금지되어 있습니다. 그러나 법령에 의해 어린이집이나 일부 사회복지시설은 실내에 CCTV를 설치하도록 규정하고 있으며 CCTV는 임의조작이나 다른 곳을 비추어서는 안 되며 녹음은 금지되어 있습니다.

촬영된 영상정보가 유출 및 변조되지 않도록 안전성을 확보(모니터 관리 철저 및 잠금장치가 있는 곳에 보관)해야 하며 안내판(설치 목적, 및 장소, 촬영범위 및 시간, 관리책임자 성명 및 연락처 기재 등)에 게시해야 하고 운영관리 방침을 마련하여 운영해야 합니다.

사생활을 침해할 우려가 있는 공간에 대해 금지하고 있으나 복지시설 내의 CCTV 설치 운영은 사고와 화재위험과 같은 안전을 위해 거실과 프로그램 실과 같은 곳에 대한 설치는 필요할 수도 있습니다. 만약 설치되어 있다면 영상정보를 제공하는 것에 있어서 엄격한 규정을 준수해야 합니다.

CCTV 영상에 대한 보관 기간은 주로 30일을 정하는 곳이 많습니다. 그러나 어린이집 영상정보처리기기 설치 운영 가이드라인을 준용한다면 저장 기간은 60일 이상이 되도록 설정 운영하는 것이 바람직합니다. 저장한 기록이 자동으로 삭제되지 않는다면 주기적으로 저장한 기록을 삭제해야 합니다.[52]

가장 민감하고 중요한 부분 사안으로 CCTV 영상정보를 임의로 유출해서는 안 됩니다. 예를 들어 시설에서 이용자와 관련된 사고가 발생하면 이용자의 가족은 CCTV 영상을 보여 달라고 강하게 요구합니다. 이때 종사자가 임의로 CCTV 영상을 제공해서는 안 됩니다. 다른 이용자의 영상정보가 포함되어 있을 수 있는 상황에서 임의로 제공했다가 법적인 문제가 발생할 수도 있기 때문입니다. 반드시 개인 영상정보 열람 요구 절차를 따라서 열람할 수 있도록 관리해야 합니다.

영상정보는 안전하게 보관해야 합니다.

개인정보 보호법 위반 판결(울산지법 2019.06.13.)[53] 사례를 보면 어린이집 운영자가 원아의 부모로부터 '담임교사가 아이를 방치한 것 같으니 CCTV를 녹화영상을 보여달라'는 요구를 받자 CCTV 수리업자에게 영상정보가 녹화 저장된 컴퓨터의 하드디스크를 교체하도록 하고 그 저장장치를 버리게 하여 정보를 훼손하여 500만 원의 벌금형을 받았습니다. 이 사고사례를 통해 알아야 할 점으로 시설에서는 CCTV 영상정보의 안전한 보관을 위하여 취하여야 하는 물리적 조치는 다음과 같습니다.

첫째, 저장장치는 접근이 제한된 구획된 장소에 보관하여야 합니다.

둘째, 저장장치 보관시설에 잠금장치를 설치하여야 합니다.

셋째, 저장장치를 보관할 별도의 공간이 부족할 경우 저장장치를 훼손하기 어려운 케이스 등에 넣어서 보관하여야 합니다.

시설에서 현재 CCTV 영상이 저장되고 있는 컴퓨터가 어떻게 관리되고 있는지 확인해야 하며 누구나 접근할 수 있는 곳에 노출되어 있는지와 잠금장치가 되어있지 않은 지 점검해야 합니다. 만약 저장장치를 보관할 수 있는 별도의 공간이 부족할 경우 훼손이 어려운 케이스 등에 보관할 수 있는 장치를 갖추어야 합니다.

랙(Rack)에 저장장치를 보관해야 하며 보관 위치는 시설장 자리에 두고 관리하는 것이 바람직합니다. 그러나 모니터를 연결하여 평상시 감독하는 것은 종사자와 이용자의 인권에 문제가 될 수 있기 때문에 필요시만 모니터에 연결하여 보는 것이 바람직합니다.

시설 종사자의 입장에서 가장 민감한 부분으로 이용자의 보호자가 해당 시설에서 이용자가 종사자 또는 다른 이용자에 의해 신체적 피해를 당했다고 주장하며 CCTV 영상을 요청했을 때입니다. CCTV 영상에 대한 열람은 이용자의 안전을 확인할 목적으로 요청하는 경우와 관할 시군구에서 시설 이용자의 안전을 확인할 목적으로 요청하거나 범죄의 수사와 공소의 제기 및 유지, 법원의 재판업무 수행을 위해 필요한 경우, 그밖에 안전업무를 수행하는 기관에서 요청 시 인정할 수 있습니다(영유아보육법 준용).

시설에서는 다른 이용자의 사생활 침해를 우려하여 요청 시 바로 열람하도록 조치해서는 안 됩니다. 다른 이용자의 사생활 침해 우려가 있는 경우를 확인하여 만약 사생활에 대한 침해 우려가 있으면 해당 이용자 이외의 사람에 대한 개인 영상정보를 알아볼 수 없도록 마스킹 등의 보호조치를 하여 열람할 수 있도록 해야 합니다.

CCTV 열람은 법적으로 문제가 될 수 있기 때문에 종사자는 반드시 절차를 준수해야 합니다. 다음의 절차를 따라 수행하는 것이 바람직합니다.

① **열람 주체를 확인해야 합니다.** 보호자(친권자, 후견인, 그 밖의 이용자를 사실상 보호하고 있는 사람임을 증명) 임을 확인해야 합니다.

② **열람 사유를 기록해야 합니다.** 예를 들어 이용자의 학대 및 안전사고 등으로 정신적 또는 신체적으로 피해를 입었다고 의심되는

내용을 기재하도록 합니다.

③ **열람 요청서를 받아야 합니다.** 영상정보 열람 요청서를 기재하여 제출하도록 합니다.

④ **열람을 요청한 날로부터 10일 이내에 열람 장소와 시간을 정하여 보호자에게 알려야 합니다.**

⑤ **열람을 거부한 경우 거부 사유를 알려야 합니다.** 보관 기간이 지나 파기한 경우 또는 그 밖에 법에서 정한 정당한 사유가 있으면 열람 요청을 받은 날로부터 10일 이내에 서면으로 보호자에게 통지해야 합니다(2018년 개인정보보호 상담사례집 수정 보완).

⑥ **개인영상정보관리대장에 기록해야 합니다.**

정보 요청 및 프라이버시에 관한 관리

사회복지시설에서 일하다 보면 이용자에 대한 정보를 타기관에서 요청하는 경우가 있습니다. 그러한 요청 시 적절한 절차 없이 임의로 이용자에 대한 정보를 제공하게 되면 큰 문제가 될 수 있습니다. 또한 종사자의 개인 연락처나 봉사자에 관한 정보도 본인의 동의 없이 제공해서는 안 됩니다. 법령에 근거해서 이용자와 관련된 정보를 요청할 경우 법에 근거해서 정보를 제공할 수 있습니다. 그러나 관련 근거 없이 전화 등으로 정보를 요구하는 경우에는 반드시 요구하는 기관과 사람에 대한 신원을 확인하고 해당 이용자와 보호자에게 동의를 구해야 합니다. 관련 정보에 대해 해당 이용자와 보호자가 동의하지 않을 경우 어떠한 정보도 제공해서는 안 됩니다. 민감한 사항(언론 요청 등)의 경우 관리자는 관련 지자체 관계 공무원과도 상의해야 합니다.

이용자 및 그 가족의 신상과 관련된 내용을 알리기 원치 않을 수 있습니다. 이처럼 프라이버시와 관련된 정보를 어떻게 관리해야 그 가족과 긴밀히 협조하여 이용자에게 가장 바람직한 방향으로 결정해야 할 것입니다. 예를 들어 이용자 보호자 중 한 분이 돌아가신 경우 장례식과 관련된 사안을 다른 이용자 가족에게 공유하는 문제와 같이 민감한 사항을 어떻게 대처해야 할지도 당사자인 해당 가족과 상의하여 결정해야 합니다. 시설에서 판단하여 좋은 의도이지만 잘못된 결과를 가져올 수 있기 때문에 섣불리 동의를 받지 않은 정보에 대해서는 공유해서는 안 됩니다.

혼자서 근무하는 종사자의 안전보장

혼자서 장애인과 함께 일하는 과정에서 종사자는 종종 위험에 처할 수 있습니다. 밤에 혼자서 근무를 수행해야 하는 경우, 이용자와 외부 활동 시 본인 혼자서 나가야 하는 경우, 도전적 행동을 하는 이용자를 일대일로 보아야 하는 경우 등입니다. 종사자는 위험에 대해 사전에 예상되는 어려움을 파악하고 있어야 합니다. 특히 외부활동이나 혼자서 근무해야 하는 경우 본인의 동선과 소재에 대해 관리하는 상위기관에 알려야 합니다. 만약 비상상황이 발생하면 긴급하게 연락하여 조치할 방안을 마련하고 있어야 합니다.

그룹홈과 같이 혼자서 근무해야 하는 경우 기관에서는 안전과 보안을 위한 대책을 마련해야 합니다. 그룹홈을 출입하는 모든 외부인에 대한 출입기록을 관리해야 하며 그룹홈 이용자가 아프거나 문제 상황이 발생하면 긴급하게 지원할 수 있는 시스템을 갖추고 있어야 합니다.

그룹홈과 같이 종사자 혼자서 근무하는 곳은 안전장비에 더욱 신경 써야 하며 CCTV와 경보 알람도 설치해야 합니다. 혼자서 근무하는 시설에서 근무하는 종사자를 위해 관리하는 상위기관에서는 정기적으로 면담하고 필요한 조치를 해야 하며 시설과 관련된 문제뿐만 아니라 근무에 영향을 미칠 수 있는 종사자의 개인적인 어려움조차도 함께 소통할 수 있는 정기적인 슈퍼비전이 필요합니다.

chapter 18

종사자 스트레스 관리

♣ 발달장애인과 함께하는 시설에서는 일하는 종사자들은 스트레스와 소진을 경험하는 경우가 많습니다. 그렇기 때문에 누구나 스트레스를 극복할 방법과 소진을 막을 방법을 제대로 알고 있어야 합니다. 장애인과 많은 시간을 함께하는 종사자가 스트레스를 제대로 관리하지 못하면 그 피해는 고스란히 함께하는 이용자에게 미칠 수 있습니다. 종사자 자신이 본인의 스트레스 상태를 파악할 수 있어야 하며 스트레스로 인해 소진되었다고 느낄 때 자신의 상황을 주변에 알릴 수 있어야 합니다. 이때 기관에서는 스트레스에 대처할 수 있는 적절한 조치를 해야 합니다. 특히 돌보는 이용자가 다치거나 죽는 등의 심각한 사고를 겪은 종사자에게는 이를 극복할 수 있도록 돕는 시스템을 마련해야 합니다.

장애인주간보호센터에서 일하는 종사자 길동(가명) 씨는 업무 스트레스로 인해 아침에 출근하는 것이 힘든 상황에 이르렀습니다. 일요일 저녁만 되면 두통에 시달리고 월요일 아침 출근해야 한다는 생각에 잠을 이루지 못할 정도가 되었습니다. 아침과 저녁 운전도 하고 프로그램도 진행하는 상황에서 갑자기 문제행동이 심해진 이용자로 인해 스트레스가 커졌기 때문입니다. 그래도 함께하는 동료들이 잘 도와주어 견디고 있습니다. 다른 주간보호센터의 이야기를 들으면 입사한 지 하루 만에 그만두는 사회복지사도 있다는 이야기를 들으니, 이곳이 그나마 좋은 곳이라고 생각하며 버티고 있습니다. 그러나 업무로 인한 스트레스를 반복적으로 경험하는 길동 씨는 어떻게 스트레스를 관리해야 할지 고민에 빠져 있습니다.

이와 같은 사례는 발달장애인과 함께하는 시설에서는 그 강도의 차이는 있겠지만 누구나 겪는 어려움입니다. 종사자는 이용자와 보호자를 대상으로 정서적인 개입을 수시로 해야 하므로 감정노동자라고 할 수 있습니다. 반복적인 감정노동에 노출되다 보면 본인도 모르게 소진(Burnout)을 경험할 수 있습니다.

종사자는 이용자의 사고나 사망과 같은 한 개인이 감당하기 힘든 사건을 경험하기도 합니다. 이러한 일을 겪는 당시에는 심리적인 충격을 받은 것을 모르고 지나갈 수 있으나 시간이 지나면 외상 후 스트레스와 같은 심리적 어려움을 겪을 수 있습니다. 발달장애인 분야 종사자의 정신 건강상의 어려움을 지원하기 위한 심리지원 프로그램이 시급한 상황입니다.

일반적인 스트레스 징후

발달장애인과 함께하는 것이 상황에 따라 높은 스트레스를 유발할 수 있습니다. 가장 어려운 것은 함께 일하는 직원으로 인해서도 겪는 스트레스일 것입니다. 동일한 상황일지라도 어떤 사람은 견딜 수 있고 어떤 사람은 견디기 어려울 수 도 있습니다.

장애인복지 현장의 업무환경은 예전과는 비교할 수 없을 정도로 많이 개선되었습니다. 2000년대 초만 하더라도 초과근무수당은 거의 없었으며 장애인거주시설에서는 한 명의 생활재활교사가 24시간 365일 일해야 하는 말도 안 되는 근무 조건이었습니다. 지금은 초과근무 수당도 있고 근무 인력도 개선되는 등 예전과는 비교할 수 없을 만큼 보수와 조건이 좋아졌습니다. 그러나 여전히 과중한 업무와 낮은 보상과 저평가되는 사회적 지위는 개선되어야 할 부분이라고 생각합니다.

소규모 시설의 경우 한 명이 해야 하는 일이 너무 많은 상황에서 교육과 훈련 자체가 어려운 상황입니다. 사회복지사로서 처음 가졌던 사명감만으로는 이 일을 지속하기 어려운 것이 사실입니다. 이러한 상황이 지속됨에 따른 스트레스는 감정적으로나 육체적으로 나쁜 영향을 줄 수 있습니다. 종사자의 스트레스를 잘 관리하는 것은 이용자에게 좋은 서비스를 제공할 수 있는 핵심 요소이기 때문에 기관에서는 종사자의 스트레스 관리를 적극적으로 지원해야 합니다.

스트레스를 잘 관리하기 위해서는 다음 사항에 대한 방법을 마련해야 합니다.
 - **자신과 다른 동료의 스트레스 징후를 알아내는 방법**
 - **자신의 스트레스를 관리하는 방법**
 - **시설에서 종사자의 스트레스 관리를 지원하는 방법**
 - **스트레스가 너무 심할 경우 도움을 요청하는 방법**

스트레스는 감정적으로 다음과 같은 영향을 줄 수 있습니다.
 - 불안함. 분노(화), 두려움, 우울, 피곤함, 슬픔, 죄책감, 인정받지 못

함, 민감함

　- 쓸모없는 존재라고 느끼게 하고 아무것도 할 수 없는 존재라는 느끼게 하는 생각

　- 하는 일이 어떠한 변화도 가져오지 못할 것 같다는 무력감

　- 뭘 어떻게 해야 할지를 모르게 만드는 막막함

　- 무관심함

스트레스는 육체적으로 다음과 같은 영향을 줄 수 있습니다.

- 두통, 근육 긴장, 발한, 떨림, 고혈압, 뇌졸중, 심장마비
　소화 장애, 면역체계의 약화, 위통과 설사, 피부 문제

스트레스는 일상생활에 다양한 영향을 줄 수 있습니다.

- 숙면과 휴식의 어려움, 섭식 습관의 변화, 과도한 걱정, 활기찬
　활동(energy levels)의 감소와 불안한 행동, 의사소통의 어려움
　다른 사람에 대한 비난, 아무것도 즐기지 못하는 무기력감
　명확하게 사고하거나 결정을 내리는 데의 어려움, 분노의 폭발

　어떤 사람은 거대한 압력에도 견딜 수 있으며 어떤 사람은 아주 사소한 일에도 엉망이 됩니다. 일반적으로 심각한 상황일수록 높은 스트레스를 받지만, 항상 개인차가 존재합니다.[19] 스트레스의 다른 표현은 **긴장감**입니다. 적당한 긴장감은 삶에 도움이 될 수도 있습니다. 예를 들어, 어려운 과제나 게임에 도전하고 해결하는 과정은 결코 나쁜 것이 아닙니다. 그러나 스트레스를 이겨낼 수 있는 여유가 없거나 스트레스에 견디는 힘이 약한 사람의 경우에는 반드시 적절한 조치를 해주는 것이 개인과 조직 모두를 살리는 길입니다.

스트레스를 일으킬 수 있는 상황

발달장애인과 함께하는 일터에서 종사자가 겪게 되는 스트레스 상황은 매우 다양합니다. 이용자의 건강을 돌보는 일, 사고를 방지하기 위한 업무, 시끄러운 소음, 이용자 간의 다툼에 대한 중재, 이용자 가족의 민원, 이용자가 다치거나 사망하는 등의 커다란 사고, 동료 및 상사와의 갈등, 비합리적인 업무수행, 낮은 보수(보상), 일과 가정과의 불균형 등 수많은 원인이 있습니다. 사회복지 종사자가 일터에서 느끼는 스트레스는 업무에 대한 부분도 있지만, 사람과의 관계에서 오는 어려움이 대부분입니다.

구체적으로 살펴보면 다음과 같습니다.[19]

- 계획된 일정 안에 자신의 의사와 무관하게 추가적인 업무가 발생하는 경우(계획 변경)
- 직장에서의 충돌과 마찰이 일어날 때
- 가정과 직장에서의 다른 나의 모습에서 오는 괴리감
- 필요성을 느끼지 못하는 사업을 기존의 틀에 맞추어서 해야 하는 상황에서 오는 무력감
- 후배들의 톡톡튀는 대화 스타일과 나를 무시하는 태도
- 나의 한계와 능력보다 많은 것을 바라고 해결하라고 할 때
- 동료들이 나의 진심을 몰라줄 때
- 생각했던 것만큼의 결과가 아닐 때
- 의도대로 되는 것이 어려울 때
- 책임이 불분명할 때
- 체계적이지 못할 때 등입니다

다른 사람의 스트레스 인식과 대처

우리는 비슷한 동일한 일을 겪은 경험이 있을 때 다른 사람들의 문제

를 가장 잘 이해할 수 있을 것입니다. 어떤 사람은 공감 능력이 탁월하여 다른 사람이 느끼는 감정을 잘 이해하고 적절하게 대처하는 사람도 있지만 대부분의 사람은 다른 사람의 어려움이나 스트레스를 받는 상황에 대해 잘 알지 못합니다.

다른 사람에게 본인의 일을 이야기하는 것은 어려운 일입니다. 그러나 용기를 내어 본인의 어려움을 이야기하는 것이 필요할 수 있습니다. 상대방에게 말해주지 않으면 상대방이 그 상황을 모를 수 있기 때문입니다. 현재 본인의 상태가 스트레스를 받는 상황에 대해 견디기 어려우면 다른 사람에게 이야기하는 것이 필요합니다. 용기를 내 이야기를 한 사람은 어떤 해결책을 듣기 원할 수도 있으나 그보다는 본인의 어려움에 대해 공감해 주고 마음을 이해받기를 원하는 것입니다.

'그렇구나', '많이 힘들었겠구나',

이렇게 공감해주는 것만으로도 문제의 상당 부분이 해결될 수 있는 점을 우리는 모두 항상 기억해야 합니다.

스트레스를 받는 사람이 용기를 내어 본인의 상황을 이야기했을 때, 듣는 상대방이 '내가 해보아서 아는데' 이렇게 이야기를 시작하는 순간 모든 것을 망칠 수 있습니다. 훈계 식으로 이야기하거나 조언을 한다고 하면서 본인의 주장만 한다면 이야기한 사람의 스트레스는 더욱 커질 수 있습니다.

우리는 함께 하는 발달장애인에게 좋은 서비스를 제공하는 것이 우리의 존재 목적입니다. 그러한 좋은 서비스를 제공하기 위해 가장 중요한 요소 중 하나는 종사자가 스트레스 없이 편안한 상태에서 근무할 수 있도록 환경을 만드는 것입니다. 함께 일하는 동료와 직장 상사와 후배들이 스트레스를 받는 사람을 인지하였을 때 스트레스를 받는 사람을 잘 지지하는 방법을 알고 있도록 교육하고 훈련하는 것이 필요합니다.

인간관계는 다양하고 복잡합니다. 우리 삶의 희로애락과 같은 모든 감정은 어느 것 하나 덜 중요하지 않은 것이 없습니다. 돕는다는 것이 무엇인지를 다시 한번 깊이 생각해 볼 필요가 있습니다. 도움을 받는 사람의 마음을 살펴볼 수 있어야 합니다. 그 사람에게는 물질적인 도움보다는 자존심이 더욱 중요할 수 있습니다. '도움받는다는 것은 도움받는 사람이 그가 도움받는 처지에 있다는 사실을 다시 한번 더 확인하게 한다'. 라고 이야기하고 있습니다. 상대방의 자존심을 건드려서는 안 됩니다. '사람은 자신을 도울 수 있을 뿐이며, 남을 돕는다는 것은 그 스스로 돕는 일을 도울 수 있음에 불과한지도 모른다'.라는 말을 기억하면 좋겠습니다.[54]

스트레스를 받는 동료가 있다면 스스로 이겨낼 수 있도록 옆에서 공감해 주고 함께 하는 것이 중요할 것입니다. 어려움은 늘 반복될 것이기 때문에 자신의 그릇을 넓힐 수 있도록 응원하는 것이 **필요합니다**. 발달장애인과 함께 하는 일을 처음 하는 종사자는 스트레스 상황에서 경험 많은 종사자 보다 대처하는데 어려움이 많을 수 있습니다. 경험이 많은 종사자는 다양한 어려움에 부닥쳐 보았기 때문에 그만큼 힘든 상황도 이겨낼 수 있는 능력을 갖추고 있을 것입니다. 그러나 이 일을 처음 하는 종사자는 경험이 부족하기 때문에 어려움을 극복하는 데 힘이 들 수 있습니다. 나무를 새로 심으면 3년은 몸살을 앓는다는 이야기가 있습니다. 사람도 새로운 일을 시작했을 때, 충분히 기다려주어야 할 것입니다. 오랜 기다림의 시간이 흐른 뒤에야 제대로 된 꽃을 피울 수 있을 것입니다.

함께 일하는 사람이 스트레스를 받는 것에 대해 나와 상관없는 일이라고 볼 수도 있습니다. 그러나 내 옆에 있는 사람이 스트레스로 고통받고 있는 상황도 동료들에게는 큰 스트레스가 될 수 있습니다. 그렇기 때문에 당신 동료가 스트레스를 받고 있다면 그 사람을 돕는 것은 스트레스를 받는 당사자뿐만 아니라 우리에게도 필요한 일입니다.

종사자도 의사소통에 어려움이 있는 사람이 있을 수 있습니다. 그런 경우 본인이 받는 스트레스를 어떻게 처리할지 몰라 소리를 지르거나 남을 밀치는 등의 공격적인 행동을 할 수 있습니다. 본인의 감정을 조절할 수 없는 사람에게는 감정적으로 동일하게 반응하기보다는 왜 이러한 행동을 하는지 숨겨진 메시지가 있는지 깊이 있게 생각해 보는 것이 필요합니다. 그 사람의 스트레스 이유를 알게 된다면 그런 행동을 하는 이유를 이해하는 데 도움이 될 것입니다.

스트레스 관리 전략

스트레스의 **빈도(frequency)와 지속기간(duration)**은 스트레스 관리에 있어서 중요한 요소가 됩니다. 만약 스트레스의 빈도와 지속기간이 가끔 발생하는 수준이고 불쾌감이 너무 심하지 않은 경우라면 스트레스를 관리하기 쉬울 수 있으나 지속해서 심한 스트레스 상황에 노출된다면 스트레스를 제대로 관리하기는 어려울 것입니다.

아주 사소한 스트레스 상황일지라도 오랫동안 지속되면 심리적으로 문제가 생길 수 있어서 스트레스에 대해 적극적으로 대처하고 관리하는 행동이 필요합니다. 중요한 것은 큰 상황이건 작은 상황이건 모든 상황에서 적절한 행동을 취하는 것이 필요합니다.

스트레스를 관리할 수 있는 **몇 가지 유용한 전략**이 있습니다.
- 정원 가꾸기, 수영, 산책이나 스포츠를 하는 것과 같은 신체적인 활동은 스트레스 해소에 도움이 됩니다.
- 영화 극장, 카페 이용, 호프집(pub), 뜨개질, 조립 등의 긍정적인 방법으로 에너지를 사용할 수 있는 여가 활동을 하면 도움이 됩니다.
- 스트레스를 많이 받는 상황과 스트레스 상황 이후에 적용할 수 있는 이완 기술(relaxation techniques)을 배우는 것이 도움이 됩니다.

- 보완요법(최면, 요가, 마사지 등)도 어떤 사람에게는 도움이 될 수 있습니다.
- 본인의 이야기를 잘 들어주는 친구 또는 동료에게 이야기합니다.
- 문제나 상황을 해결하거나 도움을 줄 수 있는 관리자나 선배와 상의합니다.
- 스트레스 관리와 관련된 교육과정(힐링 캠프, 긍정심리 과정 등)에 참석합니다.
- 자신만을 위한 시간을 더욱 많이 만드는 것이 필요합니다.
- 기록하는 것도 도움이 될 수 있습니다. 예를 들어 본인의 스트레스를 스트레스 일기(stress diary)로 기록하며 본인의 스트레스에 대해 더욱 잘 이해하고 관리할 수 있습니다.
- 함께 일하는 사람들에게 이야기해야 할 것은 이야기하는 것이 좋습니다. 일하는데 어려움 있는 업무 내용과 근무시간 등은 정확하게 이야기하는 것이 모두에게 바람직합니다. 또한 동료로 인해 스트레스를 받는 일이 자주 발생한다면 이를 해결할 수 있는 관리자나 필요하면 직접적으로 그 동료에게 이야기하는 것이 필요합니다. 이때 예의를 갖추어서 이야기하는 것을 잊어서는 안 됩니다. 만약 과중한 업무 상황에서도 묵묵히 말없이 일한다면 다른 동료들은 당신을 일 중독으로 보거나 일을 좋아하는 것으로도 볼 수 있기 때문입니다.
- 긍정적으로 생각하는 것이 필요합니다.

최근에는 스마트 기기와 인터넷 등을 통해 손쉽게 스트레스 측정이 가능하게 되었습니다. 예를 들어 홈페이지에서(서울시 정신건강증진센터 등)에서 온라인으로 스트레스를 측정할 수도 있으며 스마트 워치 등에도 스트레스를 측정할 수 있는 기능이 있습니다. 만약 심각한 상황이라면 반드시 정신과의사에 의한 치료와 상담이 필요합니다.

Life Force 삶의 원동력 찾기(넷플릭스 : 마음을 다스리는 마스터)

76세의 스터츠는 미국의 유명 배우 조나 힐을 치료한 정신과 의사입니다. 조나 힐은 본인의 형이 갑작스럽게 세상을 떠났을 때 스터츠의 도움으로 회복할 수 있었던 기억으로 본인의 상담의사 선생님을 대상으로 다큐멘터리를 만들었습니다. 스트레스 또는 무기력, 우울함에 빠져 어려움에 있는 사람에게 도움을 줄 수 있는 삶의 원동력 찾기는 매우 중요한 원리를 담고 있습니다.

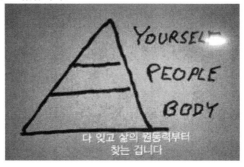

첫 번째는 내 몸(Body)입니다. 운동, 식사, 수면이 잘 되기만 해도 증상의 85%는 좋아진다고 말합니다.
두 번째는 인간관계(People)입니다. 단순히 많은 사람을 만나는 것보다는 주도권을 가지고 만나는 것이 중요하다고 합니다. 억지로라도 점심 약속을 잡고 사람을 적극 만나야 함을 강조합니다
세 번째는 나 자신(Yourself)입니다. 내 무의식을 들여다 볼 수 있도록 하는 가장 좋은 방법은 글쓰기라고 합니다. 매일 일기를 쓴다면 내 내면을 들여다 볼 수 있게 된다고 합니다.

심각한 스트레스에 대해서는 보다 진지하게 대처할 필요가 있습니다. 더 이상 스트레스를 견디기 어려울 정도로 극심한 스트레스를 받는 경우 의사의 도움을 받거나 직장을 바꾸는 방법도 고려해야 합니다.

이러한 상황에서는 초기 단계에서 시설장과 이러한 상황에 대해 함께 논의하는 것이 필요합니다. 시설장은 직원의 건강과 안전을 지킬 의무가 있습니다. 종사자가 업무와 관련하여 심각한 스트레스를 받고 있다면 그에 맞는 합리적인 조치를 즉각적으로 취해야 합니다. 초기에 적절

하게 조치하면 쉽게 해결될 일도 덮어두고 미루다 보면 큰 사고로 이어질 수 있습니다.

현대 직장인의 삶에서 스트레스를 받지 않고 살아가는 것은 불가능합니다. 스트레스로 인해 받는 고통을 어떻게 대처할 수 있는지가 성공한 직장인과 그렇지 못한 사람을 구분할 수도 있습니다.

성공한 사람들의 9가지 스트레스 전략은 다음과 같습니다

(콜롬비아 경영대학 동기부여센터를 관장하는 Harvorson 박사의 책 -Nine Things Successful People Do Differently).

첫째, 자기애를 가져라(Have self-compassion).

자신의 실수나 실패에 대해서 관대하게 생각하는 것이 중요합니다. 연구에 따르면 자기애를 가진 사람이 보다 행복하고 낙관적이며 덜 불안하고 덜 우울했습니다. 인간은 실수하는 존재라는 것을 명심하고 자신에게 휴식(break)을 주는 것이 필요합니다.

둘째, 큰 그림을 기억하라(Remember the "Big Picture.")

당신이 필요하거나 원하는 것에 대한 생각을 한 가지가 아닌 여러 가지 방법으로 접근할 수 있습니다. 예를 들어 '운동하기(exercising)'을 '건강해지기(getting healthier)'라는 큰 그림으로 해설할 수 있습니다. 또한, 업무로 지친 날 '한 시간 동안 이메일에 응답하는 것(answering emails for 60 more minutes)'이 아니라 '내 경력에 도움이 되는 일(helping my career)'로 승화시킬 수 있습니다. 이런 식으로 자신이 지금 하는 일을 자신이 그리고 있는 꿈이나 큰 목표와 연관을 시키면 보다 많은 시간을 더욱 열심히 일할 수 있습니다.

셋째, 일어날 상황에 미리 대비하라(Rely on routine)

직장생활에서 왜 스트레스를 받는지 물으면 마감일, 과중한 업무, 관료주의, 끔찍한 상사 때문이라고 답하는 경우가 대부분입니다. 그러나 정작 일상의 삶에서 크게 스트레스를 받게 만드는 것은 '늘 너무 많은

결정들을 해야 하기 때문'이라는 것은 모릅니다. 신입사원 고용, 상사와의 만남 등 일상 업무에서 내리는 수많은 결정은 많은 스트레스를 동반합니다. 따라서 만약 매일 어떤 결정을 내려야 한다면 결정의 수를 줄이도록 루틴을 만드는 것이 도움이 됩니다. 매일 해야 할 일이 있다면 미루지 말고 매일 해야 합니다. 예를 들어 아침에 하루 일과를 준비하고 밤에 다음날의 복장과 짐을 준비하는 간단한 루틴(Routine)을 통해 스트레스를 크게 줄일 수 있습니다. 오바마 대통령은 '일상에서 의미 있는 일을 잘하기 위해 일상적인 문제들을 제거해야 한다고 말합니다. 회색 또는 파란색 옷만 입는다고 말하면서 결정을 내려놓으려고 노력하고 있다고 합니다. 매일 중요한 결정을 내려야 하므로 무엇을 먹고 무엇을 입을지와 같은 일상의 결정은 하지 않는다는 것입니다. 우리의 일상을 간단하게 하는 것이 필요합니다. 하찮은 일을 하다 산만해지는 하루를 보내다 보면 더 나아갈 수 없게 될 수도 있습니다.

넷째, 자신이 재미있어하는 것을 5~10분씩 꼭 하라(Take five (or ten) minutes to do something you find interesting).

자동차 엔진에 첨가제를 사용한다면 100마일을 주행하고도 탱크에 가스가 있어 더욱 많이 갈 수 있을 것입니다. 우리 자신이 좋아하는 흥미로운 일을 하는 것은 자동차의 첨가제와 같은 역할을 할 수 있습니다. 우리가 관심이 있는 그 어떤 것이든 상관이 없습니다. 최근 연구에 의하면 자신이 흥미를 느끼는 것을 하는 것은 에너지를 분산시키는 것이 아니라 오히려 에너지를 불어넣는다고 말합니다.

흥미를 느끼는 것을 잠깐이라도 하는 것은 스트레스 해소에 많은 도움이 됩니다. 기억해야 할 두 가지로 재미있는 것은 항상 즐겁고 재미있거나 편안하지 않습니다. 예를 들어 맛있는 음식을 먹는 것은 즐거운 일입니다. 그러나 맛있는 식당에서 식사하기 위해서는 오래 기다리거나 많은 사람과 함께 식사해야 하는 불편함을 감수해야 합니다. 비록 힘들고 큰 노력이 필요해도 재미있는 일을 할 때는 그 일을 쉽게 해낼 수 있고 이러한 일을 통해 에너지는 보충할 수 있습니다.

다섯째, '할 일 목록'에 어디서(where)와 언제(when)를 추가하라 (Add where and when to your to-do list).

업무 목록이 있습니까? (캘린더 옆에 "작업" 막대가 있고 그것을 사용하는 경우 대답은 "예"이다) 또한 매일, 매주 해야 할 일을 그때그때 수행해야 합니다. if-then planning을 사용해라.

다이어트부터 시간관리까지 구체적인 계획을 미리 짜는 것은 목표 달성에 도움이 된다는 연구 결과가 200개도 넘습니다. 만약 '할 일 목록'을 가지고 있다면 언제, 어디서 할 것인지도 추가하는 것이 필요합니다.

여섯째, 자기와의 긍정적 대화를 위해 if-then을 사용해라(Use if-thens for positive self-talk)

스트레스 자체의 원인보다는 스트레스 자체를 경험하도록 유도하는 것입니다. 최근의 연구에 따르면, **'If-then 계획/만약~한다면'**은 우리가 두려움, 슬픔, 피로, 자기 의심 또는 심지어 혐오감을 느끼는 상황에 대한 감정적인 반응을 통제하는 데 도움이 될 수 있음을 보여줍니다.

마인드 컨트롤과 같이 원하는 상황을 마음에 그리는 것입니다. 어떤 종류의 반응을 원하는지 결정하고 스트레스를 받은 상황을 원하는 반응으로 연결하는 계획을 세워야 합니다. 예를 들어, '만약 받은 편지함에 수많은 이메일이 있다면, 나는 차분하고 편안함을 유지할 것이다' 또는 '만약 마감일이 다가오면 냉정함을 유지할 것입니다.'라고 자신의 감정적인 반응을 조정하는 것입니다.

일곱째, (완벽함을 추구하는 것이 아니라) 하루하루 나아진다고 생각하라(See your work in terms of progress, not perfection)

우리는 모두 2가지 사고방식으로 자신의 목표(goal)에 접근하고 있습니다. 하나는 **'좋은 마음가짐(Be-Good mindset)'**입니다. 이 관점에서는 당신은 많은 능력을 갖추고 있고 이미 해야 할 일을 알고 있는 것을 입증하기 위해 초점을 맞추어야 합니다. '점점 좋아질 것이라는 마음가짐(Get-better mindset)'은 당신의 능력을 개발하고 새로운 기술을 배워나가는 것에 초점을 맞춘다. 'Be-Good mindset'은 당신이 똑똑하다는 것을 보여주고 싶다는 것이며 'Get-better mindset'은 똑똑하게 되기를 원한다는 것이라고 볼 수 있습니다. 'Be-Good mindset'은 당신이 모든 것을 완벽하게 할 수 있기를 기대하며 끊임없이(종종 무의식적으로) 다른 사람들과 비교하여 어떻게 사이즈를 키울지를 생각합니다. 일이 잘 진행되지 않을 때 당신의 능력을 의심하게 만들고 이는 많은 스트레스와 불안함을 만듭니다. 아이러니하게도 자기 능력에 대해 걱정하면 궁극적으로 실패할 가능성이 더욱 커지게 됩니다.

'Get-better mindset'은 다른 사람과의 비교가 아닌 자신과의 비교를 생각합니다. **자신이 어제보다 지난달보다 지난해보다 어떻게 발전하였는가?** 를 생각하는 것입니다. 당신이 무엇을 배우고 발전하고 있는지에 대한 관점에서 무엇을 할 것인가? 를 생각해야 합니다. 일이 잘못되더라도 실수했다고 받아들이면 훨씬 적은 스트레스를 받을 수 있습니다. 그리고 좌절이 오더라도 계속 도전할 수 있습니다.

여덟째, 자신이 이미 이룬 진전에 대해 생각하라(Think about the progress that you've already made).

'업무 중에 감정, 동기 부여 및 지각을 높일 수 있는 모든 것 중에서 가장 중요한 것은 의미 있는 일(meaningful work)을 진행하는 것이다' 이것은 Teresa Amabile과 Steven Kramer가 진보 원리(Progress Principle)에서 언급한 것입니다. 이 아이디어는 **'작은 승리(small wins)'**에 관한 것입니다. 이는 스트레스에 직면했을 때 우리를 지켜낼 수 있습니다.

심리학적으로 내가 끝내고 싶은 목표와 내가 현재 어디까지 왔는지

사이의 격차(Gap)는 우리의 감정에 커다란 영향을 미친다고 말합니다. 우리가 원하는 목표에 도달했는지를 생각하기보다는 격차를 줄이는 속도를 생각하는 것입니다. 앞에 있는 어려운 과제에 집중하기 전에 잠시 시간을 내어 지금까지 무엇을 성취했는지를 반영하는 것이 큰 도움이 될 수 있습니다.

아홉째, 자신이 '긍정 타입'인지 '비관 타입'인지 파악하라(Know whether optimism or defensive pessimism works for you.)

성과를 이루기 위해 스스로 영감을 주는 방법에는 두 가지가 있습니다. 어떤 사람들은 직업을 성취의 기회로 봅니다. 심리학자들은 이들을 '프로모션 집중(Promotion Focus)'이라고 부릅니다. 이들은 경제적인 관점에서 이익을 극대화하고 기회를 놓치지 않는 것에 집중합니다.

하지만 다른 유형의 사람인 '방어 집중(Prevention Focus)'은 주어진 일은 실수하지 않고 따라서 직업이나 지위를 잃지 않는 것을 의미합니다. 예방에 초점을 두고 위험을 피하고 책임을 이행하는 데 집중해야 합니다. 해야 할 일을 하고 경제적으로 이미 가지고 있는 것에 대한 손실을 최소화하는 것에 집중해야 합니다.

프로모션 동기와 방어하는 마음의 동기를 이해하는 것은 왜 사람들이 같은 목표를 달성하기 위해 다르게 일할 수 있는지 이해하는 데 도움이 됩니다. **프로모션 동기(Promotion motivation)**는 열의와 같이 느끼며, 실제로 그것을 향한 열망입니다. 낙관적인 태도로 열망은 지속되고 강화됩니다. 모든 것이 잘될 것이라고 믿는 것은 프로모션 동기의 성과에 필수적입니다. **예방 동기(Prevention motivation)**는 위험을 막을 필요가 있다는 조심성입니다. 낙관주의가 아닌 일종의 방어적인 비관주의(defensive pessimism)적인 사고를 합니다. 바꾸어 말하면, 예방적 사고는 실제로 무엇이 잘못될지 생각할 때 그리고 그 일이 일어나지 않도록 하기 위해 할 수 있는 최선의 노력을 하는 것 입니다.[55]

본인이 어떤 유형의 사람인가? 잘 살펴보면 다른 사람과의 관계 형성에 큰 도움이 될 것입니다. 또한 함께 일하는 다른 사람은 어떤 유형인가 살펴보는 것도 원만한 관계 형성에 도움이 될 것입니다.

실제로 장애인복지시설에서 적용할 수 있는 방법으로 종사자에 대한 심리검사를 지원하는 방법입니다. 심리상담을 전문으로 하는 기관과 연계하여 MMPI(Minnesota Multiphasic Personality Inventory)와 같은 인성검사와 대표적인 TCI(Temperament and Character Inventory)와 같은 기질 검사를 수행하면 종사자의 심리상태를 파악하는데 도움을 줄 수 있습니다. 종사자 본인의 성격과 기질을 알게 된다면 본인의 선천적인 부분을 이해하고 수용하며 개선할 수 있는 부분을 알게 됩니다. 이러한 과정을 통해 보다 성숙한 사람으로 성장할 수 있습니다. 시설에서는 일차적으로 이러한 심리검사와 심리검사 결과에 대한 상담을 지원하는 것이 필요합니다. 또한 이용자가 사망하거나 큰 사고로 다치는 심각한 스트레스 상황을 겪은 종사자에게는 반드시 심리적인 지원이 필요합니다. 시설에서는 매년 종사자에 대한 긴급 심리지원을 위한 예산을 편성하고 평상시 연계할 수 있는 신경정신과 전문의와 기관을 알고 있어야 합니다. 긴급하게 심리지원이 필요한 경우 긴급하게 시행할 수 있어야 합니다.

앞으로는 **발달장애인 분야 종사자를 대상으로 하는 전문 지원기관과 프로그램이 필요**할 것입니다. 종사자를 위한 서비스 영역 중 심리 · 사회적 지원 프로그램이 마련되어 돌봄 노동과 감정노동에 반복적으로 노출되는 종사자를 위한 지원이 이루어져야 할 것입니다. 현재 상황에서 별도의 조직과 서비스를 만들기 어렵다면 심리적인 위기가 왔을 때 적절한 시기에 대처할 수 있도록 지역사회에 있는 정신건강센터와 연계한 서비스를 마련할 필요가 있습니다. 이러한 영역을 개발하고 시작한 기관과 종사자가 필요합니다.

책을 마무리하며

발달장애인 복지현장에서 일하면서 실무현장에 조금이라도 도움이 되는 자료를 만들고자 이 책을 쓰게 되었습니다. 제가 가진 능력의 범위에서 최선을 다했지만 여전히 아쉬움이 많이 남습니다. 그러나 다음 책에서는 보다 나아질 것이라는 기대와 믿음을 가지고 책을 마무리하고자 합니다. 저 혼자의 노력으로 이 책이 만들어지지 않았습니다. 함께 일하는 동료들이 있었기에 가능했습니다. 이 책을 보시고 의견을 주시면 좋겠습니다. 그래서 개정판을 만들 때에는 보다 많은 사람들의 의견을 담아낼 것입니다. 무엇인가 논의하기 위해서는 그래도 논의할 재료가 필요할 것입니다. 발달장애인 복지현장에서 이 책이 논의할 재료가 되어 그 논의들이 다시 이 책에 녹여지기를 희망합니다.

발달장애인 영역에서 가장 중요한 것인 무엇인가요?라는 질문을 제가 받는다면 저는 이용자의 '건강과 안전'이라고 답할 것입니다. 의존과 돌봄을 중요한 가치로 생각하고 있으며 건강하고 안전하게 돌봄 서비스를 제공하는 것이 우리 종사자의 가장 중요한 의무와 책임이라고 생각합니다. 건강하고 안전한 서비스를 제공할 수 있는 환경과 능력을 갖춘 이후에 프로그램의 수준을 논해야 할 것입니다. 만약 가장 기본적인 '건강과 안전'이 확보되지 않은 상태에서 서비스가 제공될 경우 이용자의 일상의 삶이 무너질 수 있으며 종사자로서의 삶도 무너질 수 있습니다.

발달장애인 영역에서 가장 중요한 '건강과 안전'의 중요성을 이 책을 통해 다시 한번 생각할 수 있게 되기를 희망하며 기본에 충실한 저와 여러분이 되셨으면 좋겠습니다. 감사합니다.

2020.12월 서현동에서

주

1) EBS 세계의 눈. "자폐증 소년의 희망편지". 2005.04.17.
2) 오대양, "나경원 장애아 알몸목욕 논란, 기자 통제 안 돼서" 2011 10.26.〈오마이뉴스〉.
3) 보건복지부. (2018). "2019년 7월 장애인등급제가 폐지되고 장애인 중심의 맞춤형 지원체계가 도입된다!". 보건복지부 보도자료.
4) 김용득. (2009). "장애인거주시설 기능조정 정책의 방향과 논점", 월간 복지동향.
5) 김용득. (2017). "장애인기관의 서비스 혁신, 어떻게 할 것인가?" - 제도 안에서 제도에 저항하기. 한국장애인복지학(37).
6) 임성현. (2000). "한국아동복지시설이 장애인생활시설로 전환된 배경요인에 관한 연구". 가톨릭대학교 석사논문.
7) 서해정·이선화. (2018). "장애인거주시설 소규모화 실태 및 정책방안 연구". 한국장애인개발원. 정책 18-21.
8) Hardy S·Kramer R & Woodward D(2006). "A Practical Guide for Support Staff Working with People with a Learning Disability Who Have Mental Health Needs". Esatia centre.
9) Louise Hammond, Geoff Marston, Sherryl Gaskell, James Eva, David Perry. (2011). "Caring for the Physical and Mental Health of People with Learning Disabilities". Jessica Kingsley Publishers.
10) 나카조오 야스오. 성명옥 역. 2004. "정상화 원리의 연구". 창지사.
11) Erving Goffman. 윤선길 역. (2009). "스티그마 장애의 세계와 사회 적응". 한신대학교출판부.
12) bengt Nirje. (1994). "The Normalization Principle and Its

Human Management Implications". SRV-VRS: The International Social Role Valorization Journal, Vol. 1(2).

13) Wolfensberger, W. 1972."The principle of normalization in human services. National institute of mental retardation."Toronto: Leonard Crainford.

14) 김용득, 유동철. (2005). "한국장애인복지의 이해". 인간과복지.

15) Emerson, E., Cummings, R., Barret, S., Hughes, H., McCool, C. & Toogood, A. (1988). Challenging behaviour and community services 2: Who are the people who challenge services? Mental Handicap, 16, 16-19.

16) Chan, Jeffrey; Arnold, Samuel; Webber, Lynne; Riches, Vivienne; Parmenter, Trevor; et al. 'Is it time to drop the term 'challenging behaviour'?" Learning Disability Practice (through 2013); London15.5 (Jun 2012): 36-38.

17) 김유나. (2015). "발달장애인의 도전적 행동에 대처하는 실제적 아이디어". 한국지적장애인복지협회 2015년도 고충상담 및 주간보호센터 종사자교육교재. p42

18) Emerson, E., Hatton, C., Felce, E., & Murphy, G. (2001). Learning disabilities: The Fundamental Facts. London, Fundation for people with Learning Disabilities.

19) Bradley, Alice. (2013). "Health and safety for learning disability workers". SAGE Publications Inc.

20) 이기숙외 (1997). "영유아를 위한 안전교육". 양서원.

21) 삼성서울병원 홈페이지. 건강정보- 질환과 영양. 연하곤란.
http://www.yeonsu.go.kr/safety/cyber/act/emergency.asp

22) 네이버 지식백과, 간호학대사전 의식상실

23) 임홍의. (2013). "노년내과 심포지엄-노인의 흔한질환: 실신과 어지러움". 대한내과학회 춘계학술대회.

24) 세브란스병원 홈페이지-간질환자의 일상생활과 응급처치
25) 간호사가 알려주는 홈케어 소아응급처치 외상
    https://khna.or.kr/homecare/01_first/child06.php
26) 질병관리본부. (2016). "화상예방 및 응급처치 가이드북".
27) Susan Collins. (2009). "Health and Safety A workbook for
    social care workers". Jessica Kingsley Publisher.
28) McQuillan, S., Kalsy, S., Oyebode, J., Millichap, D., Oliver, C.
    and Hall, S. (2003), "Adults with Down's Syndrome and
    Alzheimer's Disease", Tizard Learning Disability Review, Vol.
    8 No. 4, pp. 4-13
29) Coppus A, Evenhuis H, Verberne GJ et al.(2006). "Dementia
    and mortality in persons with Down's syndrome". J Intellect
    Disabil Res 2006;50:768-777.
30) 영국다운협회 홈페이지(치매 자료, Dementia - Alzheimer's disease)
    https://www.downs-syndrome.org.uk/about-downs-syndrome/
    health-and-wellbeing/ageing-and-dementia/
31) Vee P. Prasher , Mike P. Kerr. 2015. 송길연, 문진화, 이진숙 역.
    "뇌전증과 지적장애". 시그마프레스.
32) 서울아산병원 뇌전증클리닉
33) Bates, P., Prisest, HM., and Gibbs, M. 2004. "The education
    and training needs of learning disability staff in relation to
    mental health issues." Nurse Education in Practice 4(1):
    30-38.
34) Moss, S., & P. Patel (1993). The prevalence of mental illness
    in people with intellectual disability over 50 years of age,
    and the diagnostic importance of information for carers.
    The Irish Journal of Psychology 14(1). 110-129.
35) Heslop, P., Folkes, E. S. and Rodgers, J. 2005. "The

knowledge people with learning disabilities and their carers have about psychotropic medication." Learning Disability Review 96(2): 10-18.

36) 한국행동수정연구소. 신석호. 자폐증과 약물치료. 홈페이지 자료

37) 서동수. (2017). "2017년 한마음복지관 생애주기에 따른 발달장애인에 대한 의료지원(약물치료중심으로)" 부모교육자료(미간행).

38) HSE. 2014. "Health and safety in care homes". HSG220.(2nd edition) health and Safety Executive.

39) Mencap, posural care(protecting and restoring body shape).

40) 도마 관리법, http://heali.tistory.com/28

41) 국민권익위원회 보도자료, 식품 알레르기 유발물질 표시 강화된다, 2019.1.7.보도자료.

42) MBC 뉴스, 목숨 위협하는 '알레르기 쇼크'…대처 방법은?,

http://imnews.imbc.com/replay/2013/nwdesk/article/3284547_18585.html. 2013.5.19.

43) Donaldson. R.J. (1996). "Essential Food Hygiene". The Royal Society of Health.

44) 영국EatwellGuide
https://www.nhs.uk/Livewell/goodfood/Pages/the-eatwell-guide.aspx

45) 노로바이러스. 위키백과

46) 감염. 의학용어백과. http://100.daum.net/book/638/list

47) 질병관리본부. http://www.cdc.go.kr/CDC/main.jsp

48) 보건복지부 "2020년 보육사업안내". p108.

49) 영국, department for communities and local government 의 Fire safety tips at home and at work.

50) 소방청 블로그 홈페이지

http://blog.naver.com/PostView.nhn?blogId=safeppy&logNo=221
220341322

51) 최윤형. (2018). "개인정보의 이해 2018년 6월 21일 성남시청 복지시
설 종사자 교육자료(미발간)". 한국정보화진흥원.

52) 보건복지부. (2016). "어린이집 영상정보처리기기 설치운영 가이드라
인". 2016.01

53) 개인정보보호법위반 판결(울산지법 2019.06.13.)
https://glaw.scourt.go.kr/wsjo/panre/sjo100.do?contId=3212957

54) 신영복. "감옥으로부터의 사색". 돌베게.

55) 하버드비즈니스리뷰(2014.04.24.) 일이 하기 싫을 때, 일을 할 수 있는
방법 하이디 그랜트 할버슨(Heidi Grant Halvorson)
http://www.hbrkorea.com/blogs/blog/view/page/1/blog_no/8